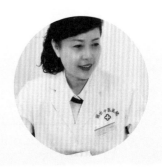

# 临床经验集

**主编◎江伟华　邱伟文　张尊敬　叶咏菊**

科学技术文献出版社
SCIENTIFIC AND TECHNICAL DOCUMENTATION PRESS
·北京·

## 图书在版编目（CIP）数据

临床经验集 / 江伟华等主编. —北京：科学技术文献出版社，2023.7

ISBN 978-7-5235-0362-1

Ⅰ.①临… Ⅱ.①江… Ⅲ.①中医临床—经验—中国—现代 Ⅳ.① R249.7

中国国家版本馆 CIP 数据核字（2023）第 112628 号

## 临床经验集

策划编辑：张　蓉　责任编辑：张　蓉　责任校对：王瑞瑞　责任出版：张志平

| | | |
|---|---|---|
| 出　版　者 | 科学技术文献出版社 | |
| 地　　　址 | 北京市复兴路15号　邮编　100038 | |
| 编　务　部 | （010）58882938，58882087（传真） | |
| 发　行　部 | （010）58882868，58882870（传真） | |
| 邮　购　部 | （010）58882873 | |
| 官 方 网 址 | www.stdp.com.cn | |
| 发　行　者 | 科学技术文献出版社发行　全国各地新华书店经销 | |
| 印　刷　者 | 北京地大彩印有限公司 | |
| 版　　　次 | 2023 年 7 月第 1 版　2023 年 7 月第 1 次印刷 | |
| 开　　　本 | 880×1230　1/32 | |
| 字　　　数 | 109千 | |
| 印　　　张 | 5.125 | |
| 书　　　号 | ISBN 978-7-5235-0362-1 | |
| 定　　　价 | 29.80元 | |

# 编委会

# 主编简介

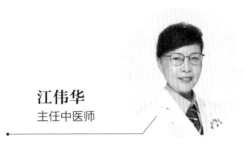

**江伟华**
主任中医师

浙江省名中医、省名老中医学术经验指导老师，丽水市名中医，丽水市首届绿谷名医、绿谷特级名医，浙江省中医药重点专科中医妇科学科带头人，浙江中医药大学兼职教授。

## 学术任职

现任浙江省中医药学会妇科分会常务委员，浙江省中西医结合学会妇产科专业委员会委员、生殖医学专业委员会委员，丽水市中医药学会妇科分会主任委员、顾问。

## 从医经验

从事中医妇科临床工作 40 余年，临证经验丰富，擅长治疗盆腔炎性疾病、不孕症、多囊卵巢综合征、异常子宫出血、子宫内膜异位症等妇科多发病和疑难病。

## 学术成果

曾荣获丽水市政府突出贡献提名奖、浙江省建功立业标兵、全国首届百名杰出女中医师、全国"五一"巾帼标兵等荣誉，发表论文 70 余篇，课题 20 余项。

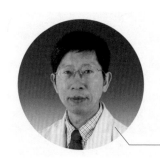

**邱伟文**
主任医师

丽水市中医院院长、党委副书记。浙江省优秀神经内科医师，丽水市首届绿谷名医、绿谷特级名医。

## 学术任职

现任中国卒中学会血管性认知障碍分会专家委员会委员、中国卒中中心管理指导委员会督导专家、浙江省医学会神经病学分会常务委员、浙江省医学会神经病学分会神经系统罕见病学组副组长、浙江省医师协会神经内科医师分会常务委员、丽水市医学会神经病学分会主任委员，担任《药物流行病学杂志》主编。

## 科研成果

曾荣获"十二五"国家科技支撑计划项目"脑血管病流行病学调查"先进个人、2014年度国家卫生和计划生育委员会"脑卒中筛查与防治优秀中青年专家奖"、中国卒中学会"中国卒中学会组织贡献奖"等荣誉，"灌注CT指导下的缺血性脑卒中的动脉溶栓取栓治疗"获得浙江省科技进步奖三等奖。

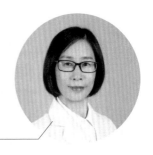

**张尊敬**
主任中医师

丽水市中医院党委委员、副院长，浙江中医药大学硕士研究生导师。浙江省卫生创新人才，浙江省"151人才工程"入选人员，丽水市绿谷名医。

## 学术任职

中华中医药学会感染病分会委员、浙江省中医药学会感染病分会常务委员、浙江省中西医结合学会呼吸病专业委员会委员。

## 专业特长

主要研究方向为中西医结核病诊疗，擅长慢性咳嗽、急慢性支气管炎、哮喘、肺气肿、肺癌、肺结节病、肺结核、间质性肺病等肺系疾病的诊治。

## 学术成果

出版著作2部。"十二五"国家中医药重点专科建设肺病科和浙江省中医重点专科——传染病学科负责人，丽水市第四批医学重点专科带头人。

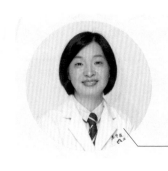

**叶咏菊**

主任中医师

国家中医药管理局临床特色技术骨干培养对象，浙江省卫生高层次人才（医坛新秀），浙江省中青年名中医培养对象，丽水市绿谷名医，丽水市"138人才工程"培养人员。

## 学术任职

现任浙江省名老中医江伟华工作室项目负责人，世界中医药联合会生殖内分泌专业委员会理事，中华中医药学会妇科分会、药膳分会委员，中国中医药研究促进会妇科流派分会常务委员，浙江省中医药学会妇科分会委员，浙江省中西医结合学会妇产科专业委员会委员，丽水市中医药学会青年理事等。

## 学术成果

担任国家卫生健康委员会"十三五"规划教材《养生名著选读》编委。主持省部级及厅局级课题4项，参与国家重点研发项目子课题1项、厅局级课题4项。在核心期刊发表学术论文20余篇。荣获丽水市"最美医生"、浙江省优秀中青年中医师等荣誉。

# 序

　　江伟华，生于 1957 年，1977 年参加工作，统治内科、妇科、儿科，1980 年丽水市中医院急需创建中医妇科，年轻的江伟华临危受命，不断深造和学习，师从何氏妇科流派——国家级名中医，专攻妇科，并创建了丽水市中医院中医妇科。

　　随着新技术、新疗法、新项目的不断引进开展，中医药在治疗妇科疾病"简、便、验、廉"特色优势开始不断显现，患者逐年增多，其中很多都是妇科疑难杂症。在担任中医妇科主任的 20 多年时间里，江伟华怀着对中医药事业的执着追求，带领科室人员应用中医理论对妇科常见病及疑难病开展了科研攻关。经过多年的努力，丽水市中医院妇科已成为丽水市医学重点学科、浙江省重点建设专科。

　　初学中医源于神奇的疗效，坚守中医源于一份情怀，传承中医是一份责任。经过数年的沉淀，江伟华名中医工作室团队收集了近年来的临床医案，并系统地整理总结了江伟华临证经验，把用药用方上的特点予以详尽淋漓地展示，务求写出临床真正有效的内容。总之，本书尽量客观、全面地展现江伟华临床辨证思路及用药经验，阐述其中医妇科学术思想体系，不仅继承了何氏妇科流派精华，而且具有鲜明的浙西南特色。其从辨证施治到治法方药，精心细致，匠心独具，治法灵活多变，用药大胆创新，适合广大中医妇科临床工作者阅读参考。

何嘉琳

2022 年 6 月 18 日

# 前　言

　　江伟华，年幼之时，受扁鹊周游列国为百姓治病的故事影响，立志长大后当一名医生，1980 年 9 月从丽水学院医学院（原丽水地区卫校中医专业）毕业，自此开始行医生涯。从事临床工作 40 余年，先后师从王以文、何少山、何嘉琳等国医大师及省市名老中医，以病症结合、基本病机为纲，注重补肾与调理气血、调治与预防并重，擅长急盆腔炎性疾病、不孕症、月经病、子宫内膜异位症等妇科常见病、多发病和疑难病症的诊疗，在市内乃至省内享有一定知名度。

　　本书收集了江伟华自行医以来的临床心得及有价值的病案，在尊重原意的基础上加以整理，并经审阅、修改而定稿。全书共五章。第一章主要讲述江伟华学术思想及辨证特点，其治疗妇科疾病，力倡中西医结合、衷中参西；四诊合参，尤重望舌，认为疾病变化首先反映在舌；治病求本，精于变化，重视肝、脾、肾的调治；固护脾胃，善祛痰湿；同时尤其重视心理治疗，采取心肝同治之法调畅情志，每获良效；调和气血，善治未病。第二章针对常见妇科疾病讲述各个疾病临床思路及治法，为本书的主要部分。第三章讲解江伟华典型医案，从具体医案来总结辨证分析及用药特点。第四章讲解妇科常用的中医适宜技术外治法操作规范。第五章针对江伟华常用经验方进行讲解。

总之，本书不仅具有一定的临床参考价值和学术价值，同时，具有一定的文献价值，可供中医、中西医结合妇科临床工作者或其他爱好者参考使用。

本书在编写过程中，得到浙江省名老中医专家传承工作室建设项目（项目编号：GZS2020051）的资助。

限于时间和水平，恐有疏漏之处，希冀读者提出更多宝贵意见。

编写组

2022 年 6 月 12 日

# 目　录

# 第一章

## 学术思想及辨证特点浅析

笔者从 1977 年开始从事中医妇科临床工作，先后师从浙江省名中医王以文、国家级名中医何少山、何嘉琳，深受何氏妇科流派的影响，在继承整理前贤宝贵遗产和学习研究当代名家的基础上，经过 40 多年的临床实践，对中医妇科有了一些个人见解，在立法用药方面也有粗浅的体会，中西医结合防治盆腔炎性疾病、月经病、子宫内膜异位症、不孕症、妇科肿瘤等方面亦形成了自己的特色。尽管这些体会和经验还是初步的、不成熟的，有待于进一步验证、提高，但对于开拓思路、提高疗效，也有一定的指导意义，为了便于交流，特整理成书。

本章将根据临床诊疗经验挖掘学术思想，并归纳总结，对浙派中医妇科临床实践带来一定的理论和实践价值。

## 1. 勤研中西，融会贯通

中医药在治疗妇科疾病方面颇具特色，尤其对"虚损"类疾病和疑难杂病往往有独到见解和显著疗效，笔者虽然是中医师，但对西医妇科学也勤于钻研，对女性生殖系统解剖、生理及治疗原则均熟练于心，她常说："中医妇科学与西医妇科学发展的历史背景不同，对疾病认识的角度不同，我们在传承中医的同时要积极汲取西医的养分，尤其是现代医学技术在不断更新，我们作为医生一定要与时俱进。"因此，笔者力倡中西医结合，衷中参西。面对越来越复杂的妇科病症，中医望、闻、问、切具有一定的局限性，但结合影像及实验室检查，可以迅速辨明病情并精准诊断，如多囊卵巢综合征及早发性卵巢功能不全患者的助孕治疗，如果仅靠传统中医四诊难以辨明是否已到氤氲期，此时结合经阴道 B 超监测排卵和性激素检查可准确判断卵泡大小与成熟情况，受孕成功率大幅提高。

此外，笔者年轻时曾为中医内科医师，这些宝贵的经验让其对内科疾病也有一定的经验，因此，在其治疗经行头痛、经行吐衄、妊娠咳嗽、妊娠肿胀、妊娠恶阻、妊娠眩晕、产后发热、产后身痛等疾病时，亦得心应手，如围绝经期综合征患者时常眩晕，笔者辨为肝肾阴虚，予天麻钩藤饮滋补肝肾、平肝息风。

## 2. 四诊合参，尤重望舌

妇科四诊，是诊察妇科疾病的基本功，如四诊采集不全或错误，则极大地影响疗效，故笔者严格执行四诊合参，未面诊患者不开具中药处方。

（1）望诊：所谓望而知之谓之神，笔者认为初诊患者望诊最能体现一个医生的诊断水平。对于妇科患者来说，首先要观察神志、形态、面色、唇色，根据肌肤的润涩，辨津液之盛衰；根据肌肉之松紧，辨脾胃之强弱；根据面部之色泽，辨气血之盈亏。如肥盛之妇多脾虚、阳虚、气虚、痰湿壅盛；形瘦女子多气郁、阴虚、血虚、血热；面色苍白或萎黄者多有月经过多、月经先期、崩漏等病史。其次，还要观察月经、带下和恶露的情况，月经或恶露颜色紫红或鲜红，多属血热；色淡红，质稀多属气虚、血虚；色紫黑有血块，多属血瘀；黄带多为湿热或湿毒；赤带多为血热或瘀血；白带量多质稀多属脾虚、肾虚。

望舌亦属于望诊，四诊之中笔者尤其重视望舌，因五脏六腑精气均上荣于舌，故脏腑病变都可反映于舌，且舌诊较脉诊更为客观灵敏，笔者认为疾病变化首先反应在舌。舌体可分为五部，舌尖候心肺之病，舌中候脾胃之病，舌根候肾之病，舌边候肝胆之病。望舌包括望舌质及舌苔，望舌质以观气血之盛衰、脏腑之虚实，舌苔系脾胃湿热上蒸而生，平人舌上本就有一层薄白苔，望舌苔可观邪气之深浅。舌色鲜红者为有热，舌色淡白者为阳虚或血虚，舌色紫黯者为寒凝或血瘀，舌中部凹陷者为脾胃虚弱。舌苔厚腻者为积滞或痰湿，舌苔过少为阴虚，无苔者胃气将绝。浙西南地处湿热，很多患者为湿热所困扰，此时舌象的变化是湿热增减的晴雨表，如舌质红、舌苔黄腻，即使脏腑虚损亦不可妄投补益之剂，须先予清热除湿药物；若舌质转淡，则清热药应减或渐停，以防苦寒伤胃。若苔腻已化，则化湿药宜减量或停用，以防久利伤阴。

（2）闻诊：主要为闻月经、恶露、白带的气味。若气味腥臭，多属寒湿；臭秽难闻，多属湿热或热毒；无明显气味多为虚证。

（3）问诊：妇科疾病需特别注意年龄、月经史、婚产史、个人生活史。如继发不孕患者，若问出月经量少，点滴即净，有多次人流史，则预后不良，较难受孕。笔者认为问诊并不是问题的罗列，需要沟通艺术，可以先问一些普通的问题，待取得患者信任和好感后，再问及婚产史，患者有避讳时可一对一问诊。

（4）切诊：传统的中医切诊主要为切脉，妇科病常见的脉有迟脉、数脉、沉脉、细脉、虚脉、实脉、弦脉、滑脉。迟脉多主寒证，迟而有力，多为实寒或气血瘀滞不通，迟而无力，多为阳虚。数脉多主热证，若脉细数无力，伴头晕无力，甚至阴道大量出血，为虚阳浮越之象，需立即救治；沉而有力，多为瘀血痰湿食积，沉而无力，多为脾肾阳虚。早孕妇女出现数脉，若无其他不适亦为正常。此外，还有几种常见的正常脉象。月经常脉：月经将至或经期，脉多滑利；妊娠常脉：妊娠2～3个月后，六脉多平和而滑利，按之不绝，尺脉尤甚；临产脉：六脉浮大而滑，即产时则尺脉转急，如切绳转珠，同时中指本节、中节甚至末端指侧动脉搏动；产后脉：多虚缓和平。妇科切诊中腹部切诊尤为重要，凡腹痛、癥瘕患者临证务必按察小腹以辨明病情。若腹痛拒按，多属实证，若腹痛喜按，多属虚证；若下腹部可触及包块，则诊断为癥瘕，疑有恶变者需手术治疗；若孕妇下腹阵痛，则需诊察是否有临产征兆。

### 3. 治病求本，精于变化

妇科疾病多本虚标实，笔者治病求本，标本兼顾，精于配伍，疗效显著，其遣方用药精髓是"辨"和"变"。

"辨"乃辨证论治，谨求病因病机，抓住主要矛盾。总体来说，妇科疾病的病因有外感六淫、内伤七情、多产房劳等，以致脏腑、经络功能失常，气血不和，冲任失调而发生各种病变。六淫中以寒、热、湿对女性危害最大，太寒则血液凝滞，太热则经血妄行，湿重则易与寒、热、瘀互结，缠绵难愈。七情中以怒、思、恐对妇科病证影响较显著，《素问·举痛论》说："百病皆生于气也，怒则气上，喜则气缓，……惊则气乱，劳则气耗，思则气结。"抑郁忿怒过度，易伤肝气，则气滞不畅，甚则气逆；忧思过多，易伤心脾，至心脾血虚、气结；惊恐过度，肾气不固，常使气下、气乱。当今社会多产者较少，但堕胎者、房劳不节者众多，极易导致肾虚、血虚，以致月经量少、月经后期、闭经、痛经、不孕。

"变"乃灵活变通，不落窠臼，大胆创新。如漏下不止的患者，笔者先予益母草、牡丹皮、蒲黄、五灵脂等药活血祛瘀，待瘀血已祛，再予健脾补肾、固冲止血之品。笔者处方简洁，但每一味药都是经过深思熟虑的，甚至相同药物用何种炮制法都会细细思索，如生白术和炒白术均可健脾益气，但生白术擅于燥湿、利水，偏于泄；炒白术擅于健脾、温中，偏于补。总结起来有以下五点：疏肝不耗阴，健脾须行气；补肾不滋腻，养心须清心；补气勿生热，养血须行血；滋阴不碍胃，温阳莫过火；祛邪勿伤正，补虚不留寇。

### 4.固护脾胃，善祛痰湿

笔者深受《黄帝内经》及《脾胃论》的影响，重视中焦脾胃是其学术思想中一个极其重要的部分。《阴阳应象大论》云："谷气通于脾。六经为川，肠胃为海，九窍为水注之气。九窍者，五脏主之。五脏皆得胃气，乃能通利。"《素问·灵兰秘典论》说："脾胃者，仓廪之官。"《脾胃论》云："夫饮食入胃，阳气上行，津液与气，入于心，贯于肺，充实皮毛，散于百脉。脾禀气于胃，而灌溉四旁，营养气血者也。今饮食损胃，劳倦伤脾，脾胃虚则火邪乘之，而生大热，当先于心分补脾之源，盖土生于火，兼于脾胃中泻火之亢甚，主生化之源；足阳明为十二经之海，主经营之气，诸经皆禀之"，李杲还指出："内伤脾胃，百病由生。"脾胃功能异常，水谷运化失常，气血生化无源，以及脾无力统摄血液，则可以出现气血亏虚，或血海虚衰，或血液妄行，或痰湿内生，可致月经不调、带下病、不孕。此外，无论何种疾病，内服中药务必固护脾胃，若用药过于寒凉或滋腻损伤脾胃，不仅疗效差，还会导致变证。

笔者用药特色主要体现在以下三个方面：脾喜燥恶湿，故临床用药轻灵不厚重，虚证患者不峻补，宜缓补、清补，在补益的同时加上陈皮、青皮、佛手、苏梗、厚朴、枳壳等理气健脾之品；脾胃虚易生内热，故虚热或湿热患者多从健运脾胃论治，如湿热蕴结型、血虚、阴虚患者，常加用白术、党参、炒白扁豆、陈皮、茯苓、薏苡仁等健脾益气、甘温除热；脾胃虚易生痰湿，对于痰湿型患者以健运脾胃为主，苍术、藿香、石菖蒲、佩兰等祛痰除湿药为辅。对于脾胃不和的患者，笔者尤其喜欢加上枳术丸，枳实可理气消积，而白术令人胃气强，不复伤也。固护脾胃的治则治法主要包括：补脾摄血，温补脾土，健脾生血，健脾和胃，养阴健脾，调和肝脾，补益心脾，温脾肾阳。

### 5. 心肝同治，调畅情志

心藏神，主血脉，《素问·灵兰秘典论》云："心者，君主之官也，神明出焉；……故主明则下安，主不明则十二官危。"《黄帝内经》将心作为君主之官直接体现了其对其他脏腑的调控作用。肝为女子之先天，肝藏血，主疏泄。心肝在血液生成、运行方面密切相关。肝为心之母，肝属木，心属火。《素问·阴阳应象大论》言"肝生筋，筋生心"，即肝生心也。肝与心经相连，如《医宗必读》所言"肝者，将军之官，位居膈下，其系上络心肺"，足厥阴肝经与手少阴心经及其络脉、经别、经筋在"膻中""肺""心中""心系""乳""腋""胁""目系""舌本"等诸多部位有交互贯通，因此，肝与心精气相通，生理上通过经络而相互联系，病理上通过经络而相互传变。肝藏血而心行血，谋虑定而心神安，如《薛氏医案》所言："肝气通则心气和，肝气滞则心气乏。"心肝两脏在生理上有着密切的联系，相互资生、相互协同，女子"有余于气，不足于血"，故以血为用，且素性抑郁，倘若这种关系失去制约，则会出现"母病及子""子病犯母"的病理反应，即心肝同病。若肝气郁结，情志不舒，致气机阻滞、血行不畅，则使心失所养或心脉瘀阻；若肝血不足，则心血、心神失养。若心血不足，子盗母气，亦可导致肝血不足；若心神不宁，则肝气不旺，易致肝郁气结。肝病及心、心肝同病为很多妇科疾病的病机关键。

笔者诊治妇科疾病时尤其重视调畅情志，喜心肝同治，如月经病、经断前后诸证、不孕症、妇人腹痛、滑胎、脏躁、妊娠心烦、妊娠眩晕、产后抑郁、阴吹等病极易出现心肝失调，大致分为心肝血虚型、心肝火旺型、心肝阴虚型、肝郁血虚型、心肝血瘀型。针对不同证型，在治疗上制定了补心养肝、清心泻肝、柔肝滋心、平肝镇心、疏肝畅心、理气活血等多种治法。补心养肝常用生地黄、熟地黄、酸枣仁、柏子仁、夜交藤、白芍、百合、山茱萸；清心泻肝常用莲子、淡竹叶、芦根、栀子、夏枯草、紫草、黄芩、紫花地丁、决明子、菊花、蒲公英；柔肝滋心常用白芍、桑葚、何首乌、枸杞子、百合、麦冬、女贞子、墨旱莲、鳖甲、龟甲；平肝镇心常用珍珠母、钩藤、石决明、龙骨、牡蛎、天麻；疏肝畅心常用柴胡、郁金、青皮、薄荷、荔枝核、延胡索、川楝子、白蒺藜、石菖蒲、远志、合欢皮、玫瑰花；理气活血常用香附、赤芍、牡丹皮、川芎、乳香、没药、丹参、茺蔚子、鸡血藤、红花、桃仁。除善用药物外，笔者还会用自身经历感染患者，常说"心病终需心药医"，或言语鼓励，或眼神支持，或抚背，或握手，发动家属一起配合治疗，给予患者很大的安慰，治疗时每每事半功倍。

### 6. 调和气血，善治未病

女子经、孕、产、乳等生理过程无不需要足够气血的支持，可以说，气血的盛衰是导致妇科疾病发生和发展的关键，气属于阳而主动，具有防御、推动、温煦作用；血属于阴而主静，具有濡养、滋润等作用，二者均为构成人体和维持人体生命活动最基本的物质，在生理功能上相互依存，相互制约，相互为用。气血失调是妇科疾病的重要病机，气滞、气虚、血虚、血瘀、血寒、血热为妇科常见证型。一般说来，情志变化主要引起气分病变，六淫主要引起血分病变，伤于血，必影响到气，伤于气，也会影响到血，所以临证时调和气血贯穿治疗妇科疾病的始终，可针对病机施以行气活血、补气活血、补益气血、温经散寒、清热凉血等治疗。

气血是人体的基本物质，维持着脏腑、经络、四肢百骸的基本功能，代表人体的正气，是机体内部平衡的基本因素。笔者门诊患者中很多女性无特殊症状，仅仅因调理身体来就诊，以期强身健体、美容养颜、益寿延年。针对此类患者调和气血、纠正其虚实偏差成为临床调治的基本治则。《灵枢·五音五味》说：

"妇人之生，有余于气，不足于血，以其数脱血也。"女子因数伤于血，因此常有血虚之证，如面色㿠白或萎黄，头晕乏力，指甲薄脆，口唇淡白，女子血液的盈亏，影响到邪正盛衰的变化。因此，笔者治未病尤其重视养血，不管是补气还是行气，最终目的是为了血液充盈、流通自如，以荣养脏腑、经络。

以上是笔者治疗妇科疾病的学术思想及特点浅析，其从辨证施治到治法方药，精心细致，匠心独具，不仅汲取和传承了经方中的精华，又与时俱进，治法灵活多变，用药大胆创新，为妇科年轻医师提供了宝贵的学术理论和临床经验。

第二章

临床思路及治法

# 第一节 月经过少

【概述】

月经过少是指月经周期基本正常，而经量少于平时的 1/2，或行经时间不足 2 天，或一次行经不足 20 mL，甚或点滴即净，并且连续出现两个月经周期或以上。中医称之为"经水涩少""经量过少"。月经是肾、天癸、冲任、气血相互协调作用于胞宫，并在全身经络、脏腑协调作用下使胞宫定期藏泻而产生的生理现象，笔者认为月经过少与肝、脾、肾三脏密切相关，尤以肾为机枢，其病因病机主要与肾虚、血虚、血瘀、血寒、痰湿、肝郁相关。肾为先天之本，《傅青主女科》曰："经水出诸肾。"肾虚，胞脉空虚，血海不足，月经量减少；气血是化生月经的基本物质，气血亏虚则月经化生不足，月经量减少；内伤七情和外感六淫均可导致瘀血、痰湿等病理产物形成，瘀血、痰湿阻滞胞脉，冲任气血运行不畅，经血不能按时满溢而致经血量少。

【辨证分型】

中医药治疗月经过少有其独特的优势，其在改善疾病临床症状和预后等方面具有重要作用，在临床治疗月经过少时，分虚证、实证、虚实夹杂证进行治疗。

## 1. 虚证

多因精亏血少，冲任血海亏虚，经血乏源，以补益肝肾、补气补血为主，临床上常见的证型有肾虚证、血虚证等。肾虚证主要表现为月经量少，血色淡暗、质稀，腰膝酸软，头晕耳鸣，小便频数，舌质淡、苔薄，脉沉弱或迟。治以补肾益精、养血调经，笔者常以六味地黄丸加减进行治疗，常用药物：熟地黄、山茱萸、山药、泽泻、牡丹皮、茯苓、菟丝子、杜仲、枸杞子、淫羊藿、制首乌、制黄精等。笔者认为，肾虚型月经过少主要偏于肾阴虚，在临床治疗中以补肾阴为主，温肾阳为辅。血虚证主要表现为月经量少，经色淡红、质稀，头晕眼花或伴下腹隐痛，心悸失眠，皮肤失润，面色萎黄，舌质淡、苔薄，脉细无力。治宜养血益气调经，笔者常用八珍汤合归脾汤加减进行治疗，常用药物：熟地黄、山药、党参、茯苓、白术、当归、川芎、白芍、鸡血藤、黄芪、炒酸枣仁、龙眼肉等。

## 2. 实证

多由瘀血内停或痰湿阻滞等使血行不畅所致，治疗以活血化瘀、化痰燥湿、疏肝理气为主，临床常见的证型有血瘀证、痰湿证、血寒证等。血瘀证主要表现为经来涩少，经色紫黑有块，小腹胀痛，血块下后痛减，舌紫黯或有瘀斑、瘀点，脉沉涩或沉弦。治宜活血化瘀调经，方用血府逐瘀汤合桃红四物汤加减进行治疗，常用药物：丹参、桃仁、红花、川芎、白芍、赤芍、香附、红曲、三棱、川牛膝、当归、熟地黄等。痰湿证主要表现为经来量少，不日即净，色淡红、质黏腻如痰，形体肥胖，或带多黏腻，舌质淡、苔白腻，脉滑。治宜化痰燥湿调经，方用苍附导痰丸加减进行治疗，常用药物：半夏、陈皮、藿香、柳叶腊梅、茯苓、甘草、香附、苍术、枳壳、当归、葛根、炒白芥子等。血寒证主要表现为经来量少，不日即净，经色黯红或见血块，少腹疼痛，畏寒肢冷，得热则舒，小便清长，大便溏，舌质暗、苔白，脉沉紧。治疗以祛寒养血为主，方用温经汤加减进行治疗，常用药物有桂枝、干姜、吴茱萸、川芎、艾叶、丹参、延胡索、炒川楝子、小茴香等。

### 3. 虚实夹杂证

治疗以攻补兼施，补虚不忘实，泻实不忘虚，临床上常见的证型有肾虚血瘀证、肝郁肾虚证等。肾虚血瘀证主要有肾虚证和血瘀证的临床表现，治疗当以补肾活血、化瘀调经为主，笔者常用六味地黄丸合血府逐瘀汤加减进行治疗，常用的药物有熟地黄、山药、泽泻、牛膝、山茱萸、桃仁、菟丝子、益母草、丹参、川芎、赤芍、红花等。肝郁肾虚证主要表现为月经量少，色黯淡、质稀，经前乳房胀痛，平素烦躁易怒，头晕耳鸣，腰膝酸软，小腹冷，舌淡红、苔薄白，脉弦，治疗以疏肝解郁、补肾益精为主，笔者常用柴胡疏肝散、甘麦大枣汤合六味地黄丸加减进行治疗，常用药物有柴胡、郁金、佛手、炙甘草、淮小麦、菟丝子、玫瑰花、月季花、补骨脂、川芎、牡丹皮、枳壳、熟地黄、山茱萸、山药、茯苓等。

## 【治疗思路】

在治疗月经过少中辨证施治，辨清虚实，结合周期疗法有效率更高。中医月经周期疗法源自《黄帝内经》中因时制宜的理论，从阴阳学理论看，女性月经周期是一个阴阳消长的过程：经后期以阴长为主，胞宫、胞脉相对空虚，尤以阴血亏虚为主；经间期以阴长至重，向阳转化的时期；经前期阳气逐渐旺盛，胞宫、胞脉逐渐达到"重阳"的状态；行经期阳气至重，胞宫泻而不藏，在阳气的推动下经血从胞宫下泄，此时气血均以下泄为顺。月经过少的周期疗法是在"肾气—天癸—冲任—胞宫"的中医理论指导下进行系统性、规律性的周期序贯疗法。笔者根据胞宫藏泻的特点分为 4 期，不同时期有不同的治疗原则，即经前期益气健脾、补肾助阳，行经期活血调经，经间期补肾活血，经后期滋阴补肾、健脾养血。

还可根据女性在青春期、育龄期、围绝经期不同时期的各自特点进行治疗，青春期以补肾益气为主，育龄期以疏肝养血为主，围绝经期以健脾和胃为主。

常用的代茶饮及简便的食疗方如下。

（1）当归10 g、红枣30 g、红糖10 g，水煎，分2天服，每天服2次，每次50 mL。用于血瘀者。

（2）益母草60 g、红枣30 g、鸡蛋10个，共煮，喝汤，吃红枣与鸡蛋（服量以舒服为度）。用于精血不足夹瘀者。

（3）黄芪30 g、黄精15 g、山茱萸12 g、巴戟天12 g、当归9 g，上药研末，炼蜜为丸，每日2～3次，每次3 g，吞服。用于精血亏虚者。

（4）当归、生姜各10 g，羊肉片100 g，加水同煮，熟后加盐，饮汤食肉用于阳虚型。

除了上述的药物治疗外，女性还需注意以下几点。

（1）树立正确的人生观、价值观，调整心态。淡然处世，《黄帝内经》云："恬淡虚无"，心理上的压力时常会导致月经的异常。精神上受挫折、压力大等负面情绪均会造成月经异常，所以女性朋友保持良好的心态非常重要。

（2）充足的睡眠，睡子午觉。俗话说："女子以血为本，以肝为先天"，养肝血对女人来说至关重要。肝血不足，月经量容易变少，皮肤容易粗糙、长斑、长痘。很多女性都想知道吃什么最养肝血，其实最养肝血的不是食物，而是睡眠。午时应小憩半小时，子时必须睡觉，也就是说最迟也要在晚上11点以前入睡，才能使肝血得到滋养。

（3）养成科学的饮食习惯，少食冰冷、辛辣刺激的食物，多吃含有铁和滋补性的食物。如乌骨鸡、山药、菠菜、羊肉、对虾、猪羊肾/肝、黑豆、海参、胡桃仁等食物。

（4）注意休息，不要太劳累。身体过度劳累，会影响身体器官的功能，影响新陈代谢。经期避免过度疲劳，女性经期最好保持休闲的生活，放松身心上的劳累。

（5）遵循天人相应的中医女子养生之道，提倡健康的生活方式，平时注意适当锻炼，保持良好的体形体态，如太极拳、八段锦、五禽戏、健美操、广场舞等。

# 第二节　崩漏

【概述】

　　崩漏是月经的周期、经期、经量发生异常的病症，是指经血非时暴下不止或淋漓不尽，前者谓之崩中，后者谓之漏下，二者虽然表现不同，但可相互转化，交替出现。常表现为月经周期紊乱，经期前后不定，出血量多如注或量少淋漓漏下不止；或停经数月后经血骤然暴下，量时多时少，血时断时续，并可引起不同程度的贫血、盆腔炎性疾病、不孕等并发症。本病相当于西医功能失调性子宫出血中无排卵型功血的范畴，现代医学在治疗本病时，多采用激素及手术方法，但常伴有一定的不良反应及禁忌证。

【辨证分型】

　　1.肾阴虚型

　　主要证候：经乱无期，出血量少淋漓累月不止，或停闭数月后又突然暴崩下血，腰酸，口干，两颧潮红，经色鲜红，质稍稠。舌质红、苔薄黄，脉细数。

　　治法：滋肾益阴，固冲止血。

　　代表方：左归丸合两地汤加减。

常用药：熟地黄、山茱萸、山药、枸杞子、龟板胶、鹿角胶、菟丝子、牛膝、玄参、女贞子、麦冬、生地黄、炙甘草、地骨皮、白薇等。

### 2. 脾虚型

主要证候：经血非时而下，量多如崩或淋漓不断，色淡质稀，神疲体倦，气短懒言，不思饮食，舌淡胖、苔薄白，脉缓弱。

治法：补气摄血，固冲止崩。

代表方：归脾汤合固冲汤加减。

常用药：党参、黄芪、白术、升麻、柴胡、山药、莲子、炒白扁豆、甘草、茜草、海螵蛸、侧柏叶、藕节炭、贯众炭等。

### 3. 肾虚血热型

主要证候：经来无期，经血突然暴注如下或淋漓日久难止，血色深红，质稠，腰膝酸软，口渴，烦热，舌红、苔黄，脉细数。

治法：清热滋肾，凉血止血。

代表方：六味地黄丸合二至丸加减。

常用药：熟地黄、山茱萸、山药、泽泻、茯苓、牡丹皮、女贞子、墨旱莲、生地黄、地骨皮、地榆、生藕节、贯众炭、甘草。

### 4. 肝经郁热型

主要证候：经血非时而下，出血量多，淋漓不尽，两胁胀痛、灼热，烦躁易怒，口苦口干，舌红苔黄，脉弦数。

治法：清肝泄热、凉血止血。

代表方：清肝止漏汤。

常用药：当归炭、杭白芍、丹皮、黄芩、生地炭、玄参、墨旱莲、女贞子、龟板、桑叶等。

### 5. 肝气郁结型

主要证候：月经淋漓不断，或突然大量下血，伴见经前乳房胀痛，情志异常，善太息，舌红、苔薄白，脉弦。

治法：疏肝理气，止血调经。

代表方：逍遥散合柴胡疏肝散加减。

常用药：柴胡、郁金、薄荷、白术、茜草、白芍、当归、陈皮、煅龙骨、煅牡蛎、青皮、甘草等。

6. 血瘀型

主要证候：经血非时而下，量多或少，淋漓不净，或停闭数月又突然崩中，继而漏下，经色黯有血块；舌质紫黯或尖边有瘀点，脉弦细或涩。

治法：活血祛瘀，固冲止血。

代表方：血府逐瘀汤合胶艾汤加减。

常用药：当归炭、生地黄、桃仁、艾叶、阿胶、白芍、柴胡、川芎、枳壳、地榆炭、龟甲等。

【治疗思路】

中医学在治疗上是多环节、多系统的整体调节，有极大的优势，并且避免了西医治疗所带来的隐患，从根本上治疗崩漏并防止其复发。笔者认为崩漏本质为"肾—天癸—冲任—胞宫"轴严重失调，瘀阻冲任、血不归经是其病机关键。虚、热、瘀均可引起瘀血停滞体内，影响气机正常运行，导致气机郁滞，血行不畅，形成崩漏。"急则治其标，缓则治其本"是中医治疗崩漏的原则。同时根据女性年龄的不同，侧重不同的脏腑，结合患者月经周期治疗。故在治疗上灵活运用治崩三法"塞流、澄源、复旧"，出血期采用通因通用法以活血化瘀止血为主，同时根据不同致瘀原因而治之，瘀血得化后予地榆炭、贯众炭、茜草、紫草、仙鹤草、藕节炭等止血；血止后期则固本清源，着重复旧调理，以益气止血为主，兼顾补肾健脾。临床常用药为党参、黄芪、甘草、陈皮等。肾为先天生殖之本，脾为后天生化气血之本，肾、脾相互协调才能达到气血调和的目的。临床常用药为山药、白术、菟丝子、墨旱莲、女贞子、杜仲、续断等。益气摄血的同时加用补肾健脾的药物，有利于达到"塞流"与"澄源"的双重功效。并根据女性月经期的不同生理特点，调节全身气血阴阳平衡，从而恢复正常的月经周期。女性整个月经节律遵循阴阳消长的满盈—溢下—空虚规律，经后期多以滋补肾阴为主，常用药有熟地黄、生地黄、山萸肉、枸杞子、山茱萸、泽泻；排卵期强调温阳行气活血，常用药有丹参、川芎、赤芍、醋香附、红曲；经前期须阴阳双补、气血双调，常用药有生地黄、续断、肉苁蓉、菟丝子等。

从治未病思想论治"上工治未病"这是先秦时期古代医家就提出的主张。"治未病"强调在疾病发生、发展之前，采取积极且有效的措施，做到防微杜渐。未病先防，未雨绸缪，需要做到保持心情舒畅，注意调整饮食结构，还要起居有常，加强运动，方能保持未病状态；欲病及诊，止于萌芽，认为在崩漏的防治中，要学会借助现代检查手段，及时明确病因，控制病情发展；已病早治，阻其传变，崩漏及早治疗是关键，需要在临床上做到急则治标，中西并举，缓则求因，标本兼顾；瘥后防复，调摄固本，最终使月经周期恢复正常。

# 第三节　多囊卵巢综合征

【概述】

多囊卵巢综合征（polycystic ovarian syndrome，PCOS）是一种生殖功能障碍与糖代谢异常并存的内分泌紊乱综合征，以持续无排卵、雄激素过多和胰岛素抵抗为主要特征，育龄妇女的发病率高，患者常以不孕、月经不调等就诊而被确诊。近年来本病的发病率有上升趋势，其临床表现呈多态性，症状表现轻重不一。现代医学认为多囊卵巢综合征临床表现复杂，体现出多系统功能紊乱，临床表现为月经不规律如量少、稀发、闭经、功能失调性子宫出血、肥胖、多毛、痤疮、不孕、高脂血症、高雄性激素等，以及双侧卵巢增大、黄体生成素/促卵泡生成素比值增高、胰岛素抵抗等病变特点。

中医学无与之准确相对应的病名，根据临床症状及特征，应将本病归属于"闭经""月经失调""不孕"等范畴。而单从卵巢多囊性增大的形态学改变而言，又当属中医"癥瘕"范畴。对于此病的病机，笔者认为本病与肾、脾、肝、心等功能失调及痰湿、血瘀关系密切。临床表现多为虚实夹杂、本虚标实之证，多以脾虚肾虚为本、痰湿瘀血为标。中医发挥其辨证施治的诊疗特色，在患者恢复排卵、调整月经周期等方面取得了较好的疗效。

【辨证分型】

1. 肾虚血瘀证

主要证候：月经后期，甚或停闭，量少，血色淡暗、质稀，有血块，腰膝酸软，头晕耳鸣，小便频数，肌肤甲错，舌质淡、有瘀点、苔薄，脉沉弱或涩。治法：补肾益精、活血调经。代表方：补肾化瘀方。常用药：熟地黄、山药、泽泻、牛膝、山茱萸、桃仁、菟丝子、益母草、丹参、川芎、赤芍、红花等。

2. 肝郁化热证

主要证候：经间期出血，经期延长，甚或月经淋漓不断、突然大量下血，经前乳房胀痛，情志异常，善太息，口苦，咽干，面部痤疮，舌红、苔黄，脉弦。治法：疏肝理气，清热调经。代表方：丹栀逍遥散。常用药：牡丹皮、栀子、柴胡、郁金、薄荷、白术、茜草、白芍、当归、陈皮、藕节、茯苓、甘草等。

3. 脾虚痰湿证

主要证候：经来量少，不日即净，色淡红、质黏腻如痰，形体肥胖，或带下量多黏腻，舌质淡、苔白腻，脉滑。治法：健脾燥湿、化痰调经。代表方：苍附导痰丸。常用药：半夏、陈皮、藿香、柳叶腊梅、茯苓、甘草、醋香附、苍术、枳壳、当归、白术、明党参、黄芪、炒白芥子等。

4. 肝郁肾虚证

主要证候：月经量少，色淡暗、质稀，经前乳房胀痛，平素烦躁易怒，头晕耳鸣，腰膝酸软，小腹冷，舌淡红、苔薄白，脉沉弦。治法：疏肝理气、补肾益精。代表方：柴胡疏肝散合七子毓麟汤。常用药：柴胡、郁金、茺蔚子、玫瑰花、补骨脂、川芎、牡丹皮、醋香附、枳壳、枸杞子、菟丝子、覆盆子、五味子、女贞子、桑葚子、当归、白芍等。

【治疗思路】

多囊卵巢综合征的调治首先要清楚五脏与妇科的关系，人体的生命活动，都是起源于内脏的生理功能活动，妇女以血为本，血旺则经调子旺。心主血，肝藏血，脾统血，而血来源于水谷的精微化生。故妇人的经、带、胎、产均与脏腑关系密切，月经病辨证时首先辨别阴阳虚实，而后根据脏腑学说辨别何脏功能失调，气血水关系如何，再辨证论治。

1. 五脏与月经病的关系

肝为风木，内寄相火，体阴而用阳，具有疏泄气机、储藏调节血液的作用，为冲任二脉之所系。若肝气调达则脏腑安和，气血津液生生不息；若肝血充足，气机冲和，则冲任脉通盛，月事以时下，妇人易受孕而胎壮，分娩顺利，乳汁充盛。若肝失疏泄，肝郁则诸脏皆郁，气机壅结，则诸病丛生，月经紊乱，经量或多或少，胎产疾病随之而来。不论从肝的生理功能或病理变化，都说明肝在妇科中的地位十分重要，正如叶天士强调的"女子以肝为先天"，临床月经病需考虑肝的影响。

心为火热之脏，为君主之官，五脏六腑之主，主血脉而司神明。"主明则下安"，心的功能正常才能协调各个脏腑的功能活动，气血流通，神志清明，思维敏捷，保持人体健康。反之"主不明则十二官危"（《素问·灵兰秘典论》），不仅发生神志和血脉的各种病变，还会导致各个脏腑的功能失调，所谓"心动则五脏六腑皆摇"（《灵枢经·口问》）。妇人以血为主，胞脉属心而络于胞中，心的功能直接影响到妇女的生理、心理、病理变化。心神畅达，心阳之气下降，心血下交于胞中，则月经按期而至，胎孕有期。若忧愁思虑太过，暗耗心阴，营血不足，神志郁结，胞脉不通，气血不能下达胞宫，血海空虚，则月经不调，甚至闭止不行，胎孕艰难。正如《素问·评热论篇》说："月事不来者，胞脉闭也。胞脉者，属心而络于胞中，今气上迫肺，心气不得下通，故月事不来也。"月经的通行与心主血脉息息相关。

脾居中焦属土，喜润恶燥，为后天之本，主运化水谷精微而升清，输送水谷精微于五脏，化为精液气血，故脾为气血生化之源。脾气健运，则气血生化源源不息，使得气血循经脉而运行，上输心肺，下达肝肾，外灌四旁，保证各个脏器和四肢百骸得到充足的营养，从而支持人体的生命活动。若脾气亏虚，运化失常，统摄无能，则月经量或多或少，时前时后，甚至发展为崩漏、闭经。若脾阳不振，不能运化水湿，湿浊下注，则带下绵绵，湿邪泛溢肌肤而成水肿，湿邪长久留滞体内则化生成痰湿，困阻气机，引起各种疑难怪病。若脾气下陷，血亏不能养胎，则有盆腔脏器下垂、堕胎、小产之弊。可见脾之盛衰与妇人经、带、胎、产关系紧密。

肺为乾金，主一身之气而朝百脉，有宣发肃降的作用。肺气宣发，输送气血津液至全身，以营养各脏腑。肺气肃降，才能通调水道，下输膀胱，保持人体水液代谢的循环排泄。肺主气而朝百脉，气为血之帅，气行则血行，营卫调和，周流全身。若肺气虚弱，宣发肃降功能失常，则不能朝通百脉，则心主血脉流通不畅，肝失疏泄而不能储藏调和血液，出现月经不调、崩漏、闭经，进一步引起受孕困难。子病及母，以致脾失健运，湿浊内蕴，练液为痰，痰浊闭阻胞宫及气机，使得月经不调，难以受孕，以及产生各种怪病，正如朱丹溪所说："百病中多有兼痰者，世所不知也"，且"痰之为物，随气升降，无处不到。"肺主气，气之根在肾，肺气虚弱，则可导致肾气封藏无能，会出现月经过多、崩漏、流产等病变。故妇人疾病，还需考虑肺之功能是否失调。

肾为癸水，为人之先天之本，为水火之脏，是元阴元阳出入之所在，有藏精、主水、主骨及生髓的作用。肾的功能正常，则能主宰人体的生长发育及生殖功能活动。《素问·上古天真论》有云："肾气盛……天癸至，任脉通，太冲脉盛，月事以时下，故有子。"若肾气不足，精血亏少，肾封藏无能，则经行量多、崩漏、带下多而质稀如水。"胞脉系于肾"，肾气不足则孕妇多有小产、堕胎之虞。肾气不足，天癸不能按时满溢则月经不行。所以肾气的强弱，是决定经、带、胎、产的关键。

除了五脏的生理病理与妇科疾病的关系密切之外，六腑的传化和奇恒之府的藏泻功能也都影响着妇人的生理和病理。总而言之，心主血，肝藏血，脾统血，肺主气朝百脉，肾藏精，精血同源。妇人以血为主，而血来源于水谷精微，尤其是血的生成和运行循环，更要靠脾的生化、心的统领、肝的疏泄、肺的宣布、肾的封藏的协同作用才能完成。故治疗多囊卵巢综合征（月经失调、不孕）要从五脏的角度考虑辨证，综合分析病因病机，才能对证治疗，效果显著。

五脏中又以肝、脾、肾三脏与此病关系最密切。肾精亏虚使卵子缺乏物质基础，肾阳亏虚既不能鼓舞肾阴的生化和滋长，又使气血运行无力而冲任胞脉阻滞，更使排卵缺乏原动力，排卵障碍的根本原因为肾虚。肾虚又进一步导致气血阴阳失常，水湿内停，痰浊内生，壅阻冲任胞脉，气滞血瘀，阻滞卵子的正常排出，而致卵巢增大。故肾虚血瘀是基本病机。肾气不足、肾精亏虚是多囊卵巢综合征月经异常的根本原因，肝郁脾虚是多囊卵巢综合征月经异常的重要病机，由此引起的瘀血、痰浊是不可忽视的病理产物。肾主生殖，肾虚则不能摄精成孕；肝郁化热，可出现痤疮、多毛等；脾失健运，痰湿内生，阻滞冲任，气血运行受阻，血海不能满溢，导致闭经、不孕。

### 2. 中西合参，调经助孕

多囊卵巢综合征病机往往虚实夹杂，脾肾不足为本，痰湿瘀血为标。疾病演变过程或由脾肾不足、痰湿内蕴、形体肥胖，或由肾水不足、虚热内扰、炼液为痰、痰热阻滞，发为痤疮。痰阻气机，血瘀内停，痰瘀互结，以致卵巢包膜增厚，冲任不调，胞脉闭塞，经闭不行或淋漓不净，导致不孕。笔者主张中医辨证与西医辨病结合，认为本病可根据肥胖与否分为两类：肥胖者多属脾肾阳虚为本；体瘦者多属肾水内乏为本。笔者提倡充分利用现代诊断技术弥补传统中医四诊的不足，并通过长期的临床实践，初步总结了西医辅助检查与中医辨证的相关规律：其一，子宫附件 B 超检查可作为望诊的延伸，若 B 超发现患者多囊卵巢征象，则中医病机应有痰瘀互结。其二，血液女性生殖激素测定检查也是四诊微观化的重要手段，血睾酮水平增高，则中医病机应考虑湿热因素；雌二醇较低者，往往是肾阴不足；血清泌乳素偏高，往往为肝郁气滞。其三，胰岛素抵抗者多有痰湿或湿热。

从中医角度看，凡治妇人疾病，首以调经为主。正如陈素庵所云："妇人诸疾，多由经水不调。调经可以孕子，然后可以却疾"，说明凡是影响月经产生及应期的因素，均可引起月经不调，致其他病症产生，经调则病自愈。月经本质是人体内阴阳消长转化，经血来潮只是这一过程的结果，以气血现象周期性的呈现。故治疗多囊卵巢综合征，仍从调经下手，从调整气血阴阳平衡着眼。

女子以血为基本，血是月经的物质基础，而血乃水谷之精微也。中医学认为，胃主受纳，脾主运化，二者共为后天之本，使气血生化有源。故笔者亦十分重视脾胃化生气血的功能，强调脾胃功能失调则妇人经水不调，故认为治疗月经病需重视补脾健胃，以滋生化之源。如陈素庵所云："妇人经水后期而至者，血虚也。此由脾胃衰弱，饮食减少，不能生血所致。当补脾胃，以滋生化之源。"笔者调理脾胃喜用健脾益气之四君子汤，配伍葛根、升麻等升发脾胃阳气之品；山药、醋香附、广陈皮等运脾健脾之药；杜仲、补骨脂等以温肾助阳。女子以血为基本，气乃血之帅，气行则血畅，气血和调，经水自调。因此调经须先和气，善用四物汤加减以生血调经，补血之时不忘和气，多用醋香附、木香、乌药等辛温行气之品以开郁调气，其中尤以醋香附为先。

笔者自拟补肾健脾方治疗肾虚痰湿型多囊卵巢综合征，选取多囊卵巢综合征中医辨证属肾虚痰湿型患者，以达英-35作为对照组，证实补肾健脾方对多囊卵巢综合征患者具有肯定疗效，能够明显改善患者的临床症状及调节血清激素水平。该方由赤芍、白芍、山茱萸、怀山药、熟地黄、茯苓、菟丝子、牡丹皮、续断、淫羊藿、鹿角胶、贝母、皂角刺、苍术等组成，其中赤芍可化瘀、止痛、凉血、消肿；茯苓、山茱萸、怀山药健脾祛湿；熟地黄、续断、菟丝子、淫羊藿、鹿角胶温补肾阳；牡丹皮、贝母润肺化湿；皂角刺散结消肿、托毒排脓；苍术燥湿健脾，祛风散寒。全方具有健脾补肾、养肝祛邪、温补肾阳、祛风散寒的功效，对肾虚血瘀、肝失疏泄、痰瘀互结导致月经失调有很好的治疗效果，联合达英-35可改善患者的临床症状及体征，发挥更好的治疗作用。

### 3. 周期疗法，因时制宜

调经治疗重视周期疗法，经后期是阴长阳消，阴血渐复的阶段，此期血海空虚，治疗滋肾益阴养血为主；经间期是重阴转阳的重要时期，卵子在此期氤氲之时排出，方能受孕，治疗以助阳活血通络为主；经前期为阳长阴消的阶段，治疗以阴中求阳、温肾暖宫为主；行经期是重阳必阴的转化阶段，也是在肾气充盛、血海满盈时，胞宫排泄经血功能的表现，治疗以活血调经为主。但各个时期中，笔者认为促进成熟卵泡的排出是关键，多囊卵巢综合征的主要病因是无优势卵泡的产生，经临床观察和分析，认为卵巢缺乏优势卵泡，卵泡发育迟滞、不成熟难以突破卵巢而被闭锁，与肾气虚推动无力有关，所以益肾温阳之法作用于月经第1~10天，使卵泡受到滋养、温煦而发育成熟。其次，卵泡的发育除了需要肾气的温煦，也需要脾胃化生气血的培补，故将健脾益气、活血通络之法用于月经第10天以后，帮助卵泡从卵巢突破而出。因多囊卵巢综合征病机复杂，故笔者在治疗中把补气血、益肾精、调冲任、养肝阴、健脾胃、化痰湿、养冲任、理气活血融为一体，当补则补，当泄则泄，促进卵泡发育、成熟、排卵，达到调经、促孕之目的。

笔者以肾轴理论为依据，结合现代医学生殖性腺轴中卵巢的周期性变化的4个阶段，给予周期性用药，即不同时期分别给予补肾填精—养血活血—益肾固冲任—活血调经之法，改善卵巢血供，促进卵泡发育、成熟、排卵，提高生殖内分泌功能，以达到月经周期建立、受孕的目的。特点在于不人为规定每个周期的治疗天数，而是借助现代医学工具，以基础体温、宫颈黏液、B超卵泡监测、内膜变化、生殖激素测定等为依据，比较客观地调整治疗方案，丰富了中医辨证的内容，使中医四诊从宏观走向微观。增生期以滋肾阴，养精血佐以补肾阳为主要治疗方法，排卵期则以补肾助阳兼活血，可增加卵巢血供，加速卵泡发育、成熟排卵，黄体期以补肾助阳为主，同时加用疏肝健脾之品，畅达气机，补充血海，月经期则主张养血活血，行气调经，以疏通冲任，祛瘀生新为法。同时针对卵巢增大、包膜厚、不排卵的特点，排卵期可加入夏枯草、三棱、皂角刺等，促进包膜软化、卵巢血供丰富，使卵泡顺利排出。高睾酮、多毛者常用芍药甘草汤，白芍量加大，柔肝养血。溢乳者加大剂量炒麦芽健脾消食、和胃回乳。

### 4. 防治结合，调心畅志

近年来，多囊卵巢综合征的并发症逐渐受到人们的关注，诸如自然流产、妊娠合并糖尿病、妊娠高血压等产科并发症，可能导致不良妊娠结局；远期并发症如糖尿病、高血压、冠心病、子宫内膜癌等，如果没有及时接受治疗和纠正，将给女性身心健康带来极大的危害。所以仅治疗多囊卵巢综合征引起的月经失调、不孕症是远远不够的，还需要有整体治疗的观念，重视对这些并发症的防治，及早截断病势。本病病程较长，治疗过程中的调摄就很重要，包括调畅情志和调整生活方式。现在社会环境较为复杂，来就诊的患者多有焦虑、忧郁的情绪，所以笔者对患者会耐心采取相应的疏导与宣教治疗。首先让患者正面认识对待疾病，了解疾病产生的原因与治疗过程；其次要告知患者治病不能急于求成，予以心理疏导；指导患者改正不良的生活习惯，合理饮食、适度运动、作息规律等正确的生活方式，都对本病的缓解与治疗有帮助作用。只有这样，在治疗过程中才能增强患者治病的信心和依从性，从而有利于治愈疾病，缩短疗程。

# 第四节 经行吐衄

【概述】

经行吐衄是指每逢经期或经行前后发生周期性吐血或衄血，又称"倒经""逆经"。临床上以鼻衄最常见，多见于青春期女性，预后较好。本病主要机理多为血瘀、血热而冲脉之气上逆，迫血妄行所致。出于口者为吐，出于鼻者为衄。临床以鼻衄多见。病因病机：①瘀血：素有瘀血或情志不舒，血行不畅，瘀阻胞脉，使郁火上冲，血逆口鼻，伤及阳络所致，以致经行吐衄。②肝经郁火：若素性抑郁，或暴怒伤肝，肝郁化火，冲脉附于肝，肝移热于冲脉，当经期血海充盈，冲气旺盛，血海之血随冲气逆上而为吐血、衄血。③肺肾阴虚：平素肺肾阴虚，又过食辛燥药食，虚火上炎，灼津伤络，以致经行吐衄。

本病属中医经行诸证范畴，相当于西医的"代偿性月经"。

【辨证分型】

1. 血瘀证

主要证候：经前或行经时吐血、衄血，色紫黯或夹有瘀块，小腹刺痛固定不移，舌质紫黯挟有瘀点、瘀斑，脉弦细涩。治法：活血化瘀，调经止衄。遵循中医"见血休止血、祛瘀当为先"的治则。代表方：桃红四物汤加减。常用药：桃仁、红花、生地黄、当归、赤芍、川芎、生大黄、益母草、牛膝。

### 2. 肝经郁火证

主要证候：经前或经后吐血、衄血，量多，色鲜红；月经提前，量少甚或不行；心烦易怒，两胁胀痛，口苦咽干，头昏耳鸣，尿黄便结，舌红苔黄，脉弦数。治法：清肝泻火，调经止衄。代表方：清肝引经汤加减。常用药：当归、白芍、生地黄、牡丹皮、栀子、黄芩、川楝子、茜草、牛膝、甘草、白茅根。

### 3. 肺肾阴虚证

主要证候：经期或经净时吐血、咯血或衄血，量少，色黯红，月经量少或先期，头晕耳鸣，手足心热，颧红，潮热，干咳少痰，咽干口渴，舌红或绛、苔花剥或无苔，脉细数。治法：滋肾润肺，调经止衄。代表方：顺经汤（《傅青主女科》）加牛膝。常用药：当归、熟地黄、沙参、白芍、茯苓、黑荆芥、牡丹皮。

【治疗思路】

经血以下行为顺，上行为逆。治疗以清降逆火、引血下行为大法，或活血祛瘀，或清泄肝火，或滋阴降火。辨证时应从出血的时间，出血的量、色、质及兼证辨虚实。因本病发作于经期，故清热不可过于苦寒，以免寒凝血滞而留瘀；也不可过用攻下，以免重伤阴血；忌用升麻、柴胡等升提之品，以免升阳助火。平时保持心情舒畅，饮食宜清淡，切忌辣椒、姜、葱等辛辣之品。

## 第五节　经断前后诸证

【概述】

　　围绝经期综合征是女性较为常见的疾病之一，是指女性绝经前后性激素减少导致的自主神经系统功能紊乱伴神经及心理症状的一组证候群，危害女性健康，降低其生活品质。目前临床治疗围绝经期综合征多口服雌激素片，可有效缓解患者相关症状，降低患者绝经后骨质疏松、心脑血管等疾病发生风险，有一定疗效，但不良反应较多。

　　中医学将围绝经期综合征归属于"经断前后诸证""脏躁""郁证""年老血崩""百合病"等范畴。中医古籍关于该病记载较多，如《素问·阴阳应象大论》记载："人年四十而阴气自半也，起居衰矣……肾气盛，月经始；肾气衰，月经绝。"该病病位在胞宫，与肾、冲任关系密切。《素问·上古天真论》记载："女子七岁肾气盛……七七任脉虚，太冲脉衰少，天癸竭，地道不通，故形坏而无子。"可见中医学认为，女子经期、孕育与肾、冲任相关。

【辨证分型】

　　临证时要严格掌握辨证要点进行分型，根据夹瘀、痰、火不同之邪，随证加减。从病因病机、临床症状着手，笔者将其分为肾阴虚证、脾肾阳虚证、心肾不交证、肝郁肾虚证、气滞血瘀证。

1. 肾阴虚证

主要证候：初潮较晚，月经稀发或量少，常有潮热汗出，腰膝酸软，五心烦热，盗汗，皮肤瘙痒如蚁行；舌质红、苔少，脉细数。治法：滋肾养阴。代表方：更年汤加减。常用药：知母、黄柏、枸杞子、熟地黄、山萸肉、牡丹皮、白芍、制龟甲、地骨皮、青蒿、白薇等。伴有阳亢者加生石决明、珍珠母、天麻；口糜者加升麻、石斛等。此类药颇为滋腻，脾胃气滞者，常佐以鸡内金、木香调理气机，同时必须温服，小口频服，以利于药物吸收。

2. 脾肾阳虚证

主要证候：月经紊乱，崩中漏下，白带清稀量多，精神萎靡，形寒肢冷，腰膝酸软，小便清长；面浮肢肿，大便溏薄，舌质淡或胖、嫩边有齿痕、苔薄，脉沉细无力。治法：温肾健脾。代表方：鹿灵双紫汤合四君子汤。常用药：鹿角片、炙龟版、仙灵脾、肉苁蓉、紫石英、紫河车、熟地黄、当归、川芎、白术、黄芪、茯苓、肉桂、桂枝、党参、山药、巴戟天等。对这类患者必须密切观察是否夹有痰湿，如痰湿壅盛者，必须先化痰湿，后健脾，再补脾肾。酌加少量蒲公英、夏枯草、半枝莲等清热之品。

3. 心肾不交证

主要证候：月经不调，心悸易惊，心烦不宁，失眠多梦，腰膝酸软，健忘，甚或情志失常；舌质红、苔少，脉沉细，多见于脑力劳动、精神压力过大者，特别是高级知识分子女性。治法：宁心滋肾。代表方：甘麦枣味汤。常用药：炙甘草、淮小麦、大枣、肉桂、黄连、太子参、五味子、枸杞子、灵芝、百合、龙眼肉。心火偏旺者，加竹叶，且加重黄连的量。对这类患者要注意改善生活方式，缓解心理压力。

### 4. 肝郁肾虚证

主要证候：经行不畅，色紫黯，郁郁寡欢，或多疑多虑，乳房胀痛，头晕耳鸣，苔薄黄，脉细弦，多与过去精神状态不稳定有关，或有较大的精神压力，情志不遂者。治法：疏肝滋肾。代表方：柴胡疏肝散合六味地黄丸，常用药：柴胡、郁金、玫瑰花、绿梅花、白芍、青皮、枸杞子、山茱萸、熟地黄、山药、泽泻、牡丹皮等，瘀血阻滞者加丹参、川芎等化瘀之品，同时注重心理疏导。

### 5. 气滞血瘀证

主要证候：月经紊乱，烘热汗出，记忆力减退，焦虑或抑郁，心悸失眠，头晕头痛，胸胁胀痛或刺痛，舌质紫黯或有瘀点瘀斑、苔薄白，脉弦涩。治法：行气活血。处方：血府逐瘀汤加减，常用药：当归、桃仁、赤芍、白芍、红花、生地黄、川芎、牛膝、柴胡、香附、合欢皮、郁金、牡丹皮、栀子、茯神、佛手等。若肝郁化热明显，需加用疏肝清热药物如夏枯草、黄芩、决明子、龙胆草等。

【治疗思路】

围绝经期是妇女正处于一种由盛及衰的生理转变过程，在这个时段，部分女性则由于身体状况、个人体质、营养状况、心理等因素，使体内脏腑、经络功能紊乱，致使本病临床表现复杂多样。

肾藏先天之精，为天癸之源、冲任之本，肾气功能正常，人体的生殖功能逐渐成熟，天癸充盈，从而调节肾—天癸—冲任—胞宫轴，使得体内阴阳平衡。《素问·上古天真论》曰："女子七岁，肾气盛，齿更发长……七七，任脉虚，太冲脉衰少，天癸竭，地道不通，故形坏而无子也。"围绝经期是妇女正处于一种由盛及衰的生理转变过程，在这个时段，女性体内肾气渐亏，天癸衰竭，部分女性则由于体质较弱、营养状况、社会环境等因素，导致体内的肾阴阳失衡，影响其他脏腑、经络气血，致使本病发生。

肝为刚脏，体阴而用阳，肝主疏泄，调畅气机和情志，女子一生中的经、孕、产、乳等生理活动均以血为本，肝又为藏血之脏，储藏血量、司血海，故女子以肝为先天。肝肾同源，精血互化，女子经历数次经、孕、产、乳至围绝经期，体内肾精耗损，而女子性多愁善感，易被情绪影响，导致气机郁结，水不涵木，导致肝失疏泄条达，发为烦躁易怒、郁闷不舒之症状。肝血不足则肝不藏魂、虚烦不得眠。

心主血脉与藏神，心血充足则能化神养神使神志清明，而女子至七七之年，天癸耗竭，血海空虚，心血不足则神明失于濡养，心神失养则易出现心悸怔忡、失眠、健忘等症状。血汗同源，女子七七前后，心血耗竭，心阴亏虚，阴不内守，则潮热汗出。

脾胃为气血生化之源，肾为先天之精，依赖于脾胃后天所运化的水谷之精的充养与滋润，而脾运化水谷的功能，亦依赖于肾的温煦，脾肾互相资生，互相滋养。脾胃虚弱，气血生化之源匮乏，不能濡养全身脏腑组织及肾中先天之精血，导致肾阴肾阳的亏损，日久发展为脾肾阳虚居多，因此妇女在绝经前后常出现耳鸣、腰酸、神疲乏力等。

任主胞宫，冲为血海，调节阴经和十二经气血，可调节妇女月经以及维持人体生殖机能，如《素问·上古先天论》提出"太冲脉盛，月事以时下，故有子"。

本病之本在肾，与心、肝、脾、冲任等脏腑经络密切相关，"肾为先天之本"，因此，肾功能失调会影响其他脏腑、经络的功能，而"五脏相移，穷必及肾"，因此其他脏腑、经络功能失调久则必然影响肾功能。故治疗本病时重在调节肾之阴阳平衡，同时兼顾养心、疏肝、健脾，通过养心使得心肾相交、心肾阴阳协调，通过疏肝使得肝肾精血互化、疏肝解郁，通过健脾使得脾肾相互滋养、温煦，从而调节肾—天癸—冲任—胞宫轴，恢复体内阴阳平衡。

同时，笔者平素喜用维生素 E 补充植物雌激素，六味地黄丸滋补肾阴，谷维素调节植物神经，效果更佳。

# 第六节 痛经

【概述】

　　痛经是指经期或行经前后，出现周期性小腹疼痛，或痛引腰骶，甚则剧痛昏厥者。根据有无盆腔器质性病变，分为原发性痛经和继发性痛经。文献报道痛经的发生率在 30% ~ 80%，极大地影响着女性正常的生活和工作。西医治疗痛经主要采用非甾体抗炎药及避孕药物治疗，不良反应较多。中医治疗痛经不仅方法多样，而且不良反应少，有明显的优势。

　　痛经的最早论述见于《金匮要略·妇人杂病脉证并治》云："带下，经水不利，少腹满痛，经一月再见者；土瓜根散主之。"张仲景认为此病乃瘀血阻滞所致痛经。隋·巢元方《诸病源候论·妇人杂病诸候·月水来腹痛候》云："妇人月水来腹痛者，由劳伤血气，以致体虚，受风冷之气，客于胞络，损伤冲任之脉……其经血虚，受风冷，故月水将下之际，血气动于风冷，风冷与血气相击，故令痛也。"首次明确指出，经行腹痛是妇人体虚感受风寒，风寒客于冲任，气血凝滞所致，辨证要点为本虚标实。《妇人大全良方·调经门》认为："妇人经来腹痛，由风冷客于胞络冲任。"认为寒凝为经行腹痛的病机，所创立的"温经汤"用于治疗寒凝引起的痛经，一直沿用至今。明·张介宾《景岳全书·妇人规·经期腹痛》提出以虚实立论："经行腹痛，证有虚实。实者或因寒湿，或因血滞，或因气滞；虚者有因血虚，有因气虚……实中有虚，虚中有实。"清·傅青主提出了五脏与痛经的关系，傅氏认为此病多与肝郁、肾虚、寒湿有关。所述："盖肾水一虚则水不能生木，而肝木必克脾土，土木相争，则气必逆，故作痛""寒湿乃邪气也，妇人有冲任之脉……经水由二经而出，而寒湿满二经而内乱，两相争而作疼痛。"

【辨证分型】

笔者认为痛经的发生在经期及其前后由于气血运行不畅或冲任失于濡养，从而导致"不通则痛"或"不荣则痛"。其病位在冲任、胞宫，变化在气血，表现为痛证。且感寒者居多，现代女性因工作环境及饮食习惯，贪凉食冷，加之经期不慎感寒涉水，寒湿内侵胞宫，经血凝滞，排出不畅而疼痛。主要病机为"不通"，无论气滞血瘀、寒凝血瘀、湿热瘀阻、气血虚弱及肝肾亏损，均可导致气血运行不畅，"瘀"是病机之关键。笔者临床上主要分为气滞血瘀证、寒凝血瘀证、湿热瘀阻证、气血虚弱证、肝肾亏虚证五型，并强调"治病必求于本"，辨证无论虚实均加活血行气药。

1. 气滞血瘀证

主要证候：经前或经行一两日，少腹胀痛拒按，或伴有胸胁乳房胀痛，经血量少且不通畅，经色紫黯多有血块，血块排出后疼痛减轻，月经过后疼痛消失。舌质暗红或有瘀点、瘀斑，苔薄白，脉弦或涩。治法：行气活血，化瘀止痛。代表方：膈下逐瘀汤加减。方用当归、川芎、赤芍养血活血，与逐瘀药同用，可使瘀血祛而不伤阴血；牡丹皮清热凉血，活血化瘀；桃仁、红花、五灵脂、蒲黄破血逐瘀，以消积块；配醋香附、乌药、枳壳、延胡索行气止痛；尤以川芎不仅养血活血，更能行血中之气，增强逐瘀之力；甘草调和诸药。全方以逐瘀活血和行气药物居多，使气帅血行，更好发挥其活血逐瘀，行气止痛之力。若伴随情志不舒，则加用柴胡、郁金、川楝子，若伴盆腔内肿块，则加用牡蛎、皂角刺、三棱、莪术散结消癥。

2. 寒凝血瘀证

主要证候：经行小腹冷痛，得热痛减，经量少，经色紫黯有块，经量或多或少行而不畅、形寒肢冷、小便清长，舌质暗红、苔薄白，脉沉紧或细。治法：温经散寒，化瘀止痛。代表方：少腹逐瘀汤加减。方用小茴香、肉桂、干姜味辛而性温热，入肝肾而归脾，理气活血，温通血脉；当归、赤芍入肝，行瘀活血；蒲黄、五灵脂、川芎、延胡索、没药入肝，活血理气，使气行则血活，气血活畅故能止痛，共成温逐少腹瘀血之剂。若伴有四肢厥冷，则酌加附子、炮姜回阳救逆，若伴腹泻腹胀，则加吴茱萸、细辛、枳壳、醋香附等温中行气之品，若有备孕要求，则加鹿角霜、艾叶等温暖胞宫之品。

3. 湿热瘀阻证

主要证候：经前或经期小腹疼痛，有灼热感，拒按，经色黯红，质稠有块，或夹杂较多黏液；或伴腰骶部胀痛，或平时小腹时痛，经来疼痛加重，多数患者有低热起伏，白带色黄，质稠，或有异味，小便黄赤；舌红、苔黄腻，脉滑数或濡数。湿热扰血，还可见月经量多或是经期延长。治法：清热化湿，祛瘀止痛。代表方：清热调血汤加减。方中黄连清热解毒，当归、白芍养血活血，川芎、桃仁、红花、莪术活血散瘀，醋香附、延胡索行气止痛，气行血活，湿热之邪自无留滞之所；生地黄、牡丹皮清血分之热。诸药配合，既能清热解毒，又能利湿活血散结。使湿邪能化，瘀血能散，热毒能清，使湿去热清，瘀化痛止，从而达到消除病灶，清除余邪，瘀散、热清、湿去之目的。需注意经期慎用过于寒凉之品，以免伤阳留瘀，发生变证，需在非经期即加以调治。若有低热起伏，可加柴胡、黄芩。如腰骶疼痛不适加枸杞子、菟丝子、桑寄生等；如带下量多、色黄质稠有臭味，偏热加红藤、黄柏；偏湿加土茯苓、薏苡仁、椿根皮、黄柏等，如痛剧加乳香、没药、五灵脂、三七等；如病程较久，有困倦、乏力等气虚症状，加黄芪、党参、白术等；情志失畅时加枳壳、川楝子、郁金等；触及包块加三棱、皂角刺。

### 4. 气血虚弱证

主要证候：经后一二天或经期小腹隐隐作痛，或小腹及阴部空坠，喜揉按，月经量少，色淡质薄，或神疲乏力，或面色不华，或纳少便溏，舌淡，脉细弱。治法：益气补血，调经止痛。代表方：八珍益母汤，方用四物合四君子加益母草而成，熟地黄、当归、白芍、川芎四物活血调经，党参、茯苓、白术、甘草四君子益气健脾；纯用四物则独阴不长，纯用四君子则孤阳不生，两方合用，则气血有调和之益，再合益母草活血行气，有补阴之功。诸药共奏补气血，调月经之功。若兼有寒证，则加小茴香、乌药、肉桂等温经散寒、行气止痛，若兼有腰酸乏力，则加桑寄生、杜仲、菟丝子等补肾填精之品。

### 5. 肝肾亏虚证

主要证候：经期或经后小腹绵绵作痛，经行量少，色红无块，腰膝酸软，头晕耳鸣，面色晦暗，失眠健忘，小便清长，舌淡红、苔薄，脉细弦。治法：滋补肝肾，调经止痛。代表方：左归丸加减，方中重用熟地黄滋肾益精；枸杞子补肾益精、养肝明目；鹿龟二胶，为血肉有情之品，峻补精髓，其中龟板胶偏于补阴，鹿角胶偏于补阳，在补阴之中配伍补阳药，意在"阳中求阴"；菟丝子性平补肾，佐山茱萸养肝滋肾、涩精敛汗，山药补脾益阴、滋肾固精，牛膝益肝肾、强腰膝、健筋骨、活血，既补肾又兼补肝脾。若痛剧则酌加蒲黄、五灵脂、延胡索、醋香附行气活血止痛，若兼脾胃虚弱，胃纳欠佳，可酌加党参、炒白术、茯苓、山药等健脾益气。临床还有较多病程长久者，或经期摄生不慎，产后瘀血不净而留瘀者，发展为肾虚血瘀证，表现为经行量少、色黯黑而有血块，伴小腹时有刺痛，腰骶酸痛明显者，在补肾的同时，需加用活血化瘀之品如三棱、莪术、当归、川芎、益母草等。临床虚实夹杂病情复杂的证型并不少见。

【治疗思路】

按月经周期论治，事半功倍。痛经的周期性发作是由于经期前后的生理特点所致，经前期气血充实，血海满盈，经期由于月经血的流出则发生急剧变化，血海由满盈而变为泄溢，故治疗痛经应顺应胞宫冲任的变化，看准时机，适时而调经，是谓"因时制宜"。笔者根据月经周期对原发性痛经进行治疗，将月经周期分为经前期、经期、经间期、经后期4个阶段。不同时期经行不同论治。经前期应使血海满盈，以备经期按时泻下，故采用疏肝补肾助阳之法，药用左归丸、逍遥丸、六味地黄丸等加减，在行经前3～5天酌加活血化瘀，行气止痛之药；经期则根据月经的经色、经量、伴随症状特点使用温阳活血之法，注重活血化瘀，使经行通畅，瘀血随之而下，方用膈下逐瘀汤、少腹逐瘀汤加减，慎用寒凉之品，以免寒气入胞，留瘀成弊；经后期重视养血滋阴，健脾补肾，以使气血恢复，充盈血海；经间期则为阴阳转化之机，采用活血补肾之法，促进排卵。临证时在此基础上进行加减。

从脏腑、气血、虚实调经，树立整体观。笔者除了根据月经周期来用药以外，还根据年龄的不同阶段用药，正如刘河间在《素问病机气宜保命集·妇人胎产论》中说："妇人童幼天癸未行之间，皆属少阴；天癸既行，皆从厥阴论之；天癸已绝，乃属太阴经也。"故青春期重在补肾，育龄期重在调肝，围绝经期则重在健脾。

痛经与肝关系。《格致余论·阳有余阴不足论》云："司疏泄者，肝也。"说明肝有主疏泄的功能；《素问·五脏生成篇》云："故人卧血归于肝。"意为肝脏有藏血功能。肝主疏泄的功能主要表现为调畅气机，促进津血的运行和代谢，促进脾胃的升降、调畅情志，以及促进和调节生殖机能。肝主疏泄及肝藏血的功能正常则气机才可调畅，津血运行才能顺利，则与之相关的各种生理功能才能正常运行。平素性情急躁或抑郁，肝主疏泄功能失常，气为血帅，气机运行不畅，则血行不畅，瘀血阻滞胞宫、冲任，经期气血下注于冲任，则瘀滞更甚，"不通则痛"，发为痛经。调肝则以养肝疏肝为主，使肝疏泄调达为用，常选用逍遥散、四逆散、柴胡、郁金、佛手等。

痛经与脾关系。《难经·四十二难》云："脾重二斤三两，……主裹血，温五脏。"《脾胃论·脾胃盛衰论》云："百病皆由脾胃衰而生也。"脾主升、主统血，脾胃的生理功能主要表现为脾主运化水谷和水液。脾胃运化功能如果失常，则水谷精微无以化生气血，气血化生不足则血海空虚，经期气血下注则气血更虚，不能濡养胞宫及冲任，"不荣而痛"，形成痛经；脾阳不足则无以推动血液运行，造成瘀血更会加重痛经。脾应以健脾升阳为重，常用四君子汤、参苓白术散等方，使脾健，以生血统血。

痛经与肾关系。《素问·本神》所说的"生之来，谓之精"，所以称"肾为先天之本"。由于肾有"先天之精"，为脏腑阴阳之本，生命之源，故称为"先天之本"。肾在五行属水，肾藏精，主生长发育和生殖。肾气充盛，产生"天癸"，于是女子开始排卵，出现月经，性机能也逐渐成熟而有生殖能力；待到老年，肾气渐衰，性机能和生殖能力随之逐渐减退而消失。肾气不足则无以推动血行，出现血液停滞成瘀，不通则痛，形成痛经。肾精不足则血液生化无源，胞宫冲任失养，不荣则痛，形成痛经。具体用药时，肾以补肾填精为要，常用方药有左归丸、右归丸等，补肾中还应注意先后天互补，重视脾肾双补，肝肾同调，共同达到填精生血的目的。

《难经》曰："气主煦之，血主濡之。"《黄帝内经》曰："气为血之帅、血为气之母。"笔者调理气血主要采用健脾益气或补中益气之法，常用方药有补中益气汤、举元煎等。此外还有调气养血法，常用方药有八珍汤、圣愈汤等。再者用养肝藏血法，常用方药为调肝汤。还有补肾填精生血法，常用方药有六味地黄丸、归肾丸等。笔者还擅长用四物汤加减变方来调治月经病，此方养血行气活血，为治血的基础方。血为行于脉内的红色液态样的物质，为构成人体及维持人体基本生命活动的基本物质之一，血液的生成与运行与各脏腑关系密切。心主血脉，心脏的有节律的波动可推动血液运动；肝主疏泄可调畅气机，气机通畅则血液运行正常；脾统血则为脾可以通过气固摄作用防止血液溢出脉外，使血液在脉中正常运行，另肺朝百脉可助心行血。脏腑功能正常、气推动有力及寒热温度合适，血液才可正常运行。其中一方面有问题都有可能引起血液运行不畅导致瘀血阻滞，造成痛经。故临床辨证需有整体观念，方可掌控全局，以收大功。

总而言之，笔者认为，痛经以"痛"为主要症状，辨痛的虚实是重要环节。痛剧时宜急则治其标，以止痛为先，痛缓时应以治本为主，临证时两者需同时考虑。因此，治疗痛经以求因为主，止痛为辅，治病为本，主张不可一味使用活血行气止痛之药。明·张景岳《景岳全书·经期腹痛》云："经行腹痛，证有虚实。实者，或因寒滞，或因血滞，或因气滞，或因热滞；虚者，有因血虚，有因气虚。然实痛者，多痛于未行之前，经通而痛自减；虚痛者，于既行之后，血去而痛未止，或血去而痛益甚。大都喜按喜揉者为虚，拒按拒揉者为实。有滞无滞，于此可察。但实中有虚，虚中亦有实，此当于形气禀质，兼而辨之，当以意察，言不能悉也。"经前腹痛，拒按、拒揉者多为实证，经后腹痛，喜按、喜揉者多为虚证，但临床多为虚实夹杂，有的虽拒揉按，但经按揉后瘀血流畅排出，通则不痛，亦为治法。故临证辨治，除四诊合参外，尚需注意经血或瘀血排除后腹痛是否减轻来辨别虚实。至于虚实孰轻孰重，痛经多因经血受阻，瘀滞失畅，每行经则腹痛，当属实证。经后因素体禀赋不足，体弱气血本虚，则恢复较慢，至下次经行尚未复原，而经水又至，经血无力排出，致瘀作痛，可见虚中有实，实中有虚。辨其因由，全实证者少，但夹实者较多。故临证须仔细审查病机，不可偏颇。另外笔者强调服药时间和疗程，建议连续服药3个月以巩固疗效。同时指导生活作息、饮食起居、精神调摄来全方位预防复发。

# 第七节　宫腔粘连不孕

【概述】

宫腔粘连是由于宫腔手术（如刮宫）、炎症而形成的子宫内膜形态及功能变化，严重时可导致宫腔闭锁。轻度宫腔粘连常常漏诊。由于宫腔粘连影响了胚胎的着床及生长，即使是轻度宫腔粘连也可引起原发或继发不孕不育。

宫腔粘连的原因：①人为因素：一些女性宫腔出现粘连，是人为因素导致的。人为地破坏胞宫内膜基底层，使之出现宫腔粘连，如宫腔内微波、子宫内膜电切除术后、冷冻、化学治疗、及局部放射治疗后。②手术炎症：炎症感染，也是宫腔粘连原因之一。宫内感染子宫结核、宫腔操作术后继发感染、绝经后老年性子宫内膜炎、产褥期感染、放置宫内节育器术后引起继发感染等。③因各种原因刮宫时内膜损伤：如反复多次刮宫，极易损伤基底层，由这种原因引起的宫腔粘连，称之谓损伤性粘连，为最多见。

宫腔粘连不孕多发生于人工流产手术、葡萄胎、正常产后和刮宫术后，因操作不当造成内膜基底部全部或部分损坏或缺失，引起宫腔闭锁或部分粘连，导致宫腔容积缩小，受精卵不能着床。少数是由于一般或特异性炎症，如结核、淋病等感染，或妇科手术，如子宫肌瘤挖除术的损伤等。因此，医生在刮宫时深浅要适度，育龄妇女要落实好避孕措施，避免人流手术，特别是第一胎人流可能造成宫腔粘连，以后继发不孕。

【辨证分型】

男女双方在肾气盛，天癸至，任通冲盛的条件下，女子月事以时下，男子精气溢泻，两性相合，便可媾成胎孕，可见不孕主要与肾气不足，冲任气血失调有关。临床常见有肾虚肝郁、肾阳虚、肝肾阴虚、痰湿阻滞、气滞血瘀等类型。

1. 肾虚肝郁证

主要证候：多年不孕，月经愆期，量多少不定，经前乳房胀痛，胸胁不舒，小腹胀痛，腰酸腿软，精神抑郁，或烦躁易怒，舌红、苔薄，脉弦。治法：疏肝滋肾。代表方：柴胡疏肝散加六味地黄丸加减。常用药：柴胡、郁金、玫瑰花、绿梅花、白芍、枸杞子、熟地黄、山茱萸、山药、仙灵脾、仙茅、紫河车、合欢皮等。

2. 肾阳虚证

主要证候：婚久不孕，月经后期，量少色淡，甚则闭经，平时白带量多，腰痛如折，腹冷肢寒，性欲淡漠，小便频数或失禁，面色晦黯，舌淡、苔白滑，脉沉细而迟或沉迟无力。治法：补肾助阳。代表方：鹿灵双紫汤。常用药：鹿角片、仙灵脾、肉苁蓉、紫石英、紫河车、熟地黄、当归、川芎、枸杞子等。

3. 肝肾阴虚证

主要证候：婚久不孕，月经错后，量少色淡，头晕耳鸣，腰酸腿软，眼花心悸，皮肤不润，面色萎黄，舌淡、苔少，脉沉细。治法：滋补肝肾。代表方：七子毓麟汤。常用药：枸杞子、菟丝子、覆盆子、败酱草、五味子、车前子、醋香附、白僵蚕、女贞子、桑葚子、当归、白芍、赤芍。

## 4. 痰湿阻滞证

主要证候：婚久不孕，形体肥胖，经行延后，甚或闭经，带下量多、色白质黏无臭，头晕心悸，胸闷泛恶，面色㿠白，苔白腻，脉滑。治法：化痰除湿、温肾健脾。代表方：苍附导痰丸加温肾助阳中药。常用药：半夏、陈皮、藿香、柳叶腊梅、茯苓、甘草、醋香附、苍术、枳壳、当归、葛根、炒白芥子、杜仲、续断、桑寄生、巴戟天等。

## 5. 气滞血瘀证

主要证候：多年不孕，月经后期，量少或多，色紫黑，有血块，烦躁易怒，经行不畅，甚或漏下不止，少腹疼痛拒按，经前痛剧，舌紫黯，或舌边有瘀点，脉弦涩。治法：理气活血、化瘀调经。代表方：调经汤。常用药：丹参、川芎、红花、醋香附、赤芍、红曲、乌药、柴胡、郁金、白芍等。

## 【治疗思路】

针对宫腔粘连的发病特点，采用宫腔镜手术治疗，运用中医传统医学辨证施治，配合独特的中药方剂，促进炎症的吸收和消退。其临床效果显著。宫腔镜在临床中的应用，不但可以判断粘连的程度、粘连的类型，且可以判断粘连的坚韧度。宫腔镜是宫腔粘连最可靠的诊断手段，同时还可进行治疗。宫腔镜下可根据宫腔闭塞的程度进行分度。①轻度：少于1/4宫腔有致密粘连，宫底和输卵管开口仅少许粘连或未波及。②中度：约3/4宫腔有粘连，但宫壁未粘着，宫底及两侧输卵管开口部分闭锁。③重度：3/4以上宫腔厚实粘连，宫壁黏着，输卵管开口及宫底粘连。对于膜性粘连、纤维肌性粘连可在宫腔镜下分离或用手术剪除；而对于结缔组织样致密粘连则需在B超监护下行电切分离术，术后放置宫内节育器防再粘连，并给予雌孕激素续贯用药，促使内膜生长。

术后加用中药加味七子毓麟汤治疗。方药组成：枸杞子、菟丝子、覆盆子、败酱草、丹参各30 g，五味子、车前子、醋香附、白僵蚕各10 g，女贞子、桑葚子、当归、白芍各20 g，赤芍15 g。随症加减：肾虚肝郁型去五味子、白僵蚕加郁金、佛手；肾阳虚型去女贞子、败酱草加仙茅、仙灵脾；肝肾阴虚型去覆盆子加墨旱莲、怀山药；痰湿阻滞型去枸杞子、女贞子加苍术、法半夏；气滞血瘀型去五味子、覆盆子、金樱子加川楝子、红花。患者3个月后取出节育器，3个月为1个疗程，共治疗2个疗程。现代医学认为宫腔粘连是由于手术操作过频或不当，使宫壁粘连而宫腔部分全部闭锁或宫颈内口粘连，经血不能排出而致月经失调、闭经、导致不孕。中医多属"无子""断续""月经病"等范畴。由于手术损伤胞宫、胞脉，肾中精气受损，冲任气血亏虚；或邪气入侵与痰瘀搏结胞宫，气血运行不畅，胞脉闭阻造成不孕。故用五子衍宗丸补肾为主药，加用女贞子、桑葚子补肾益精成七子毓麟汤资先天之源以加强育子之功；用当归、白芍、丹参、赤芍、醋香附、白僵蚕养血疏肝理气活血以调经畅流；败酱草清热解毒化瘀。诸药合用，温阳通络，行气活血，使精充血足，瘀祛郁舒，冲任通达，经候如常，则胎孕乃成。

# 第八节 盆腔炎性疾病后遗症

【概述】

盆腔炎性疾病后遗症，既往称慢性盆腔炎（chronic pelvic inflammatory disease，CPID）是临床常见的多发病，因其反复发病，严重影响着患者身心健康。临床表现主要是不孕、异位妊娠、慢性盆腔痛、盆腔炎性疾病反复发作等。现代医学研究其发病机制复杂，疾病引起盆腔组织破坏，广泛粘连，增生和瘢痕形成，导致：①输卵管阻塞、输卵管增粗；②输卵管卵巢粘连形成输卵管卵巢肿块；③若输卵管伞端闭锁，浆液性渗出物聚集形成输卵管积水、输卵管积脓或输卵管卵巢脓肿的脓液吸收，被浆液性渗出物代替形成输卵管积水或输卵管卵巢囊肿；④盆腔结缔组织表现为主，骶韧带增生、变厚，若病变广泛，可使子宫固定。

现代医学认为盆腔炎性疾病后遗症导致输卵管、卵巢及腹膜间的粘连、瘢痕及输卵管堵塞等病理改变是一个较长期的过程。目前抗生素治疗本病在急性期具有较好疗效，在慢性阶段长期使用抗生素不但没有达到治疗目的，反而由于耐药性的产生而使患者更容易发生感染。目前许多妇产科学者已发现慢性盆腔炎患者多数没有细菌感染的临床证据，但病情仍在继续进展，其原因显然已不是单纯感染性炎症所能解释，免疫病理损伤是慢性阶段的主要病理变化，是本病慢性进展的主要原因，其中顽固的细胞因子活化和伴随而来的组织损伤形成恶性循环，这是慢性炎症中最难解决的问题，细胞因子与炎症细胞的渗出、激活炎症病理性损伤、成纤维细胞的增殖等密切相关，直接或间接影响炎症的发生、发展及预后。

最早记载慢性盆腔炎症状的中医古籍为《金匮要略·妇人杂病脉证并治》一篇："妇人六十二种风，及腹中血气刺痛，红蓝花酒主之""妇人腹中诸疾痛，当归芍药散主之""妇人年五十所，病下利，数十日不止，暮即发热，少腹里急，腹满，手掌烦热，唇口干燥，何也？师曰：此病属带下。何以故？曾经半产，瘀血在少腹不去。何以知之？其证唇口干燥，故知之。当以温经汤主之"。仲景提到妇人腹中痛各因不同，伴有的症状、病因病机及治法均不相同。如寒凝血瘀者，症见腹中血气刺痛，治疗当用以通阳散寒，活血行气之药，以红蓝花酒主之。若为肝脾不和而见腹痛绵绵者，治之以当归芍药散调肝和血止痛。如为瘀血在少腹，出现入暮即发热，少腹里急而腹满者，治以温经汤温养血脉，温经化瘀。至明·张景岳所著《景岳全书·妇人规》："瘀血留滞作症，唯妇人有之，其证则或由经期，或由产后，凡内伤生冷，或外受风寒，或郁怒伤肝，气逆而血留……总由血动之时，余血未净，而一有所逆，则留滞日积，而渐以成症矣。"该论述和本病临床特点相似。

## 【辨证分型】

笔者根据本病特点，临床主要分为湿热瘀结、寒湿瘀滞、气滞血瘀、气虚血瘀、肾虚血瘀五个证型。湿热瘀结证多因宿有湿热内蕴，流注下焦，阻滞气血，瘀积冲任，或经期产后，余血未尽，感受湿热之邪，湿热与血搏结，瘀阻冲任，胞脉血行不畅，不通则痛。寒湿瘀滞证多因经期产后，余血未尽，冒雨涉水，感寒饮冷，或久居寒湿之地，或喜生冷饮食，寒湿伤及胞脉，血为寒湿所凝，冲任阻滞，血行不畅，不通则痛。气滞血瘀证多因素性抑郁，或忿怒过度，肝失条达，气机不利，气滞而血瘀，冲任阻滞，胞脉血行不畅，不通则痛。气虚血瘀证多因素体不足，正气亏虚，或产后失血夺气，经量过多，气随血脱，或饮食不节，损伤脾气，导致气虚无以推动血行，血瘀阻滞冲任胞宫，不通则痛。肾虚血瘀证多因房劳多产（流产次数多），熬夜，工作压力大，重体力劳动等损伤肾阳及肾精，肾气亏虚，阳虚无力温煦代谢水液，水湿停聚胞宫、胞脉，日久化痰成瘀，不通则痛。

### 1. 湿热瘀结证

主要证候：症见小腹、少腹疼痛，甚则拒按，有灼热感，或有结块，痛处固定，带下量多，黄稠，有臭味，低热起伏、神疲肢软，腰骶胀痛，小便黄赤短少，大便燥结或不爽，舌质红、苔多黄腻，脉弦滑数。治法：清利湿热，活血化瘀。代表方：四妙汤合银翘红藤败酱汤，方可取苍术、黄柏、薏苡仁清热燥湿，牛膝引药下行，牡丹皮、赤芍凉血活血化瘀，延胡索、川楝子疏肝理气止痛，乌药防止药物过于寒凉，兼可止痛，加入黄芪、党参健脾益气，白芷燥湿止带，全方共奏清热除湿、活血化瘀之效。

### 2. 寒湿瘀滞证

主要证候：小腹冷痛，痛处不移，拒按，得温痛减，带下量多、色白质稀，形寒肢冷，面色青白，舌淡暗、苔白腻，脉沉紧。治法：温经散寒，化瘀止痛。代表方：少腹逐瘀汤，方可取小茴香、肉桂、干姜味辛而性温热，入肝肾而归脾，理气活血，温通血脉；当归、赤芍入肝，行瘀活血；蒲黄、五灵脂、川芎、延胡索、没药入肝，活血理气，使气行则血活，气血活畅故能止痛；苍术、藿香、石菖蒲健脾燥湿，全方共取温经散寒，化瘀止痛之效。

### 3. 气滞血瘀证

主要证候：下腹部刺痛或胀痛，经久不愈，痛有定处，或腹有癥瘕结块，按之痛剧，舌紫黯或有瘀点，脉涩。治法：行气导滞、破瘀止痛。代表方：香棱丸加减，方用木香、枳壳行气导滞，青皮破气疏肝，川楝子清下焦郁热；醋香附、延胡索行气止痛，佐以三棱破血中之气滞；莪术逐血分之血瘀，以助行气导滞之力；丹参、赤芍、川芎、红花活血化瘀；当归、桃仁养血生新血；小茴香温经通络、理气止痛，诸药合用，共奏行气导滞、破瘀止痛之效。

### 4. 气虚血瘀证

主要证候：下腹时有刺痛，痛处固定，时有腹胀满，伴头晕心悸，胃纳不佳或食后腹胀，气短乏力或双下肢的水肿，肌肤甲错等，舌质淡有瘀点、边多有齿痕、苔薄白，脉弦细或涩。治法：健脾补气，活血化瘀，代表方：补阳还五汤加减，方中重用生黄芪，补益元气，意在气旺则血行，瘀去络通，为君药。当归尾活血通络而不伤血，用为臣药。赤芍、川芎、桃仁、红花协同当归尾以活血祛瘀；牛膝引药下行至下焦，加党参、白术健脾益气，苍术、藿香、石菖蒲以健脾燥湿，诸药合用，以收健脾补气，活血化瘀之效。

### 5. 肾虚血瘀证

主要证候：下腹部隐痛，两侧腹股沟刺痛，腰膝酸软，头晕耳鸣，不孕，夜尿频，性欲低下等，舌淡暗、苔薄白，脉沉涩。治法：补肾活血，化瘀止痛。代表方：六味地黄丸加减。方用熟地黄大滋肾水而固封藏，山萸肉性味酸温，滋养肝阴，潜敛少阳相火，山药入脾，强化脾的枢机之能，起到培土制水以安肾的目的；牡丹皮色赤入心，以清少阴心火，茯苓、泽泻以行水饮，通调水道，当归、赤芍、川芎养血活血，醋香附、延胡索行气止痛，此方攻补兼施，共取补肾活血，化瘀止痛之效。

药物加减上笔者经验如下，热毒重可加金银花、连翘、败酱草，偏血热可加牡丹皮，偏湿重可加白术、苍术、藿香、石菖蒲，偏湿热可加萆薢、黄柏、车前子，触及包块可加三棱、莪术、皂角刺、牡蛎，疼痛明显多加乳香、没药，腰痛可加续断、杜仲、桑寄生，气血不足可加黄芪、鸡血藤，失眠可加酸枣仁、夜交藤，胃纳欠佳可加木香、陈皮、豆蔻仁，乳房胀痛可加青皮、枳壳、炒路路通等。常用的活血药有当归、川芎、肉桂、丹参、琥珀、赤芍、乳香、莪术、大黄、延胡索、五灵脂、桃仁、三棱、郁金等。

【治疗思路】

1. "久病多瘀" "久病多虚"

盆腔炎性疾病后遗症属中医"妇人腹痛""癥瘕""月经不调""不孕症""带下病"等范畴。其主要病因病机是冲任阻滞，胞脉失畅，"不通则痛"；以及冲任虚衰，胞脉失养，"不荣则痛"。笔者在临证时主要分为湿热瘀结、寒湿瘀滞、气滞血瘀、气虚血瘀、肾虚血瘀五个证型。盆腔炎性疾病后遗症的发病有两个特点，就是"久病多瘀""久病多虚"。故无论在何种证型，均要考虑"瘀"和"虚"两个因素，随证治之。"久病"即指慢性疾病，病程日久，病邪入络，多以虚证或虚实夹杂为主。

历代医家均认为"久病"可致瘀。二千多年前《黄帝内经》对瘀血已很重视，有不少论述，如《素问·缪刺论》曰："人有所堕坠，恶血留内，腹中满胀，不得前后"，提出了劳伤及寒邪可留恶血的理论。汉·张仲景《伤寒论》及《金匮要略》，直接提出了"瘀血"一词，并对"蓄血、血结"进行了论述，创立了瘀热内结的观点。清·叶天士还倡导了虫类通络法对干血、死血的治疗开辟了新的途径。清·王清任《医林改错》奠定了气虚血瘀理论的基础，创立了补气活血治则，并设计了攻逐瘀血的通窍活血汤、血府逐瘀汤、膈下逐瘀汤等三个代表方剂以及补气活血的补阳还五汤等。清·唐容川《血证论》首作专著，提出了祛瘀生新理论，并对瘀血的研究作出了集大成的贡献。瘀血学说至今已从理、法、方、药等各方面渐臻完善。

"瘀"的主要成分为血液，由血行不畅或溢出脉外而不能消散形成。可分为"未离经之瘀血"和"离经之瘀血"。机体感受外邪（多为风、寒、湿、热）或情志郁结均可导致气行不畅，阻滞脉络，致使血行不畅，从而致"未离经之瘀血"乃血行缓慢，血液流滞于经络之内，故《金匮要略》曰："内结为瘀血"，可因情志怫郁，肝郁气滞，使脉络瘀滞而成，尤以心肺宗气虚为甚。如宗气虚则血行无力而留止，正如《灵枢·刺节真邪论》曰："宗气不下，脉中之血，凝而留止。"此外，寒客于经，致经脉踡缩拘急，使血行凝滞也常形成瘀血，如《素问·举痛论》曰："寒气入经而稽迟，泣而不行"，《素问·调经论》说："寒独留则血凝泣，凝则脉不通。"其他，如邪热入客与血结，也可导致瘀热阻结。另外，各种外伤可致脉管破损而出血，血液溢出脉外，留滞于体内不能消散可"离经之瘀血"。离经瘀血为血液外溢脉络，瘀阻于人体局部，可因七情过激，气血上冲，溢于脉外，除导致衄血、吐血外，甚者可突然昏仆，如大厥、煎厥等。正如《灵枢·百病始生篇》说："阳络伤则血外溢。"此外，起居失节，或饮食不当，用力过猛，也可致便血、溺血，正如《灵枢·百病始生篇》曰："阴络伤则血内溢。"总之，各种出血，日久皆可成为瘀血。其他，止血不当，寒凉所遏，跌仆闪挫也都是形成离经瘀血的重要机制。另外，热邪过炽、迫血外溢，也可形成瘀血。

瘀血致病极为广泛，李梴在其著《医学入门》中早已指出："人皆知百病生于气，而不知血为百病之始也。凡寒热、踡挛、痹痛、瘾疹、瘙痒、好忘、好狂、惊惕、迷闷、痞块、疼痛、癃闭、遗溺等症及妇人经闭、崩中带下，皆血病也。"《医学入门·卷五·内伤·血》强调了瘀血病理的重要意义，瘀血作祟则人身各脏腑组织皆可为患，对人体有着极大的危害性。其次，瘀血作为继发性致病因素，主要机制是阻滞气血运行，可导致气逆或形成新的血症。瘀血不仅可因病致瘀，也可因瘀致病，停留于体内成为继发性病因。如瘀血不去、新血不生则瘀血导致继发性血虚；瘀血阻络，血行不循常道而外溢则引起出血；痰瘀合邪，结久成积则形成癥瘕；气、血、水三者关系失调，血瘀气滞则水停又可形成水肿。此外，血瘀导致气滞、气滞又加重血瘀，所谓气病及血、血病及气，二者互为病理因果关系。故唐容川《血证论》："凡有所瘀，莫不壅塞气道，阻塞气机。"《血证论·卷二·吐血》瘀血日久还可导致正衰，具体可导致气虚，阴亏及阳衰，甚至累及五脏六腑。从西医的角度来看，久病多致瘀，主要病理实质为血循环的障碍，尤其以微循环障碍为主要病理。具体为郁血、缺血、出血、血栓和水肿等病理改变。主要机制在于因血循环障碍导致神经营养功能障碍及代谢障碍，引起一系列继发性病理发展，如局部组织的变性、渗出、萎缩及增生等。妇人一生与"经、带、产、乳"相伴，无不与血相关，故慢性盆腔炎性疾病患者需从"久病多瘀"角度多加思考，治疗兼顾气血，方能得法。

笔者认为盆腔炎性疾病后遗症病程往往很长，少则两三年，多则数十年，反复发作。《素问·刺法论》云："正气存内，邪不可干"，《素问·评热论》云："邪之所凑，其气必虚。"人体是否发病，在于邪正关系，"久病多虚"，由于久病失于调理，以致机体的气、血、阴、阳亏虚，阴阳失衡而引起易感体质。而肾为先天之本，脾为后天之本，故脾肾两虚是盆腔炎性疾病后遗症的发病之本，寒湿瘀痰等病理产物为发病之诱因。

肾虚：肾为先天之本，藏真阴而寓真阳，水火相济、阴平阳秘而生化无穷。若肾中阳气不足，不能蒸化水液，加之脾土失于温煦，脾气虚弱、健运失调则生痰生湿；机体又可因肾阳虚衰而生内寒，血被寒凝而致瘀，还可使血运无力而致瘀益甚。而肾阴不足、阴虚火旺、煎熬津液也可炼液为痰，或水不涵木、气机郁结，使血行不畅致瘀，最终成痰成瘀、痰瘀相互影响。此外，慢性盆腔炎性疾病患者多有腰酸腰痛，《素问·脉要精微论》中提及"腰者肾之府，转摇不能，肾将惫矣"。故该病大多与肾中精气不足有关。肾中精气不足，蒸腾气化及运化气血津液失常，停聚形成痰湿和血瘀。久而久之痰湿、血瘀等病理产物遏于胞宫，不通则痛，故腹痛反复发作，特别于劳累后、情绪失控后加剧。李积敏先生在《肾虚血瘀论》中曰："久病及肾，久病则虚，……虚者肾虚也。……五脏六腑之虚，经络阴阳之虚，气血津液之虚，机体官窍之虚，四肢百骸之虚，百虚皆以脏腑之虚为要，脏腑之虚则以肾虚为本。本者，其根本也。"李积敏先生认为妇科疑难病大多是经多方辗转治疗无效，病程迁延日久，久病则机体受损，脏腑气血虚弱，其中以肾虚为其根本。肾为先天之本，人体生命活动及生理运动之原动力，肾虚则五脏六腑皆虚，五脏六腑虚弱又可致肾之更虚。

脾虚：中医理论认为，脾的生理功能与现代医学胰岛素的作用有着一定的相似之处。脾虚则运化无权，水津不布，气血津液代谢障碍，停滞于体内而产生痰湿，阻于血脉，瘀血内停，痰瘀互阻，使得水谷精微物质输布不畅，五脏均不能得到濡养，进一步加重正气亏虚。《傅青主女科》说："脾为后天，肾为先天，脾非先天之气不能化，肾非后天之气不能生。"肾精又赖脾运化水谷精微的不断补充，才能充盛。故《医门棒喝》曰："脾胃之能生化者，实由肾中元阳之鼓舞，而元阳以固密为贵，其所以能固密者，又赖脾胃生化阴精以涵育耳。"脾虚日久，则易生痰聚湿，使得病情缠绵难愈。

脾主运化水湿，须有肾阳的温煦蒸化；肾主水，司关门开合，使水液的吸收和排泄正常。但这种开合作用，又赖脾气的制约，即所谓"土能制水"。脾肾两脏相互协作，共同完成水液的新陈代谢。脾与肾在病理上相互影响，互为因果。如肾阳不足，不能温煦脾阳，致脾阳不振或脾阳久虚，进而损及肾阳，引起肾阳亦虚，二者最终均可导致脾肾两虚。临床上主要表现在消化机能失调和水液代谢紊乱方面。因此，不良的生活习惯、嗜食肥甘厚味、喜逸恶劳、生活工作压力大，长期处于紧张情绪等是脾肾两虚的原因，现代女性的工作生活环境及社会地位发生了巨大的改变，导致她们承受着更多的压力，这些都是疾病反复发作的诱因。

故笔者对于盆腔炎性疾病后遗症患者的治疗，总不忘"瘀、虚"两点为基本病机，再结合"寒、湿、邪毒"等外因合而论治，同时，加强情绪疏导、饮食作息指导，从根源上治疗。

## 2. 内外合治，疗效显著

目前，现代医学对盆腔性疾病尚无有效疗法，中医学对该病的治疗具有独特优势。笔者在临床上有着丰富的治疗经验，并带头研发了院内制剂"妇炎愈合剂"（慢盆合剂）、柳叶腊梅灌肠剂灌肠、红藤汤灌肠、中药口服结合西药正规疗程抗感染、穴位贴敷、针灸、中药超声导入等内外合治的综合治疗，根据病情的轻重，采取二联疗法、三联疗法、四联疗法等，辨证施治，效果显著，为广大妇女带来了福音。

在盆腔炎性疾病发作时，通过妇科检查及理化检查，提示急性感染存在的，需予中西结合治疗，不可一味盲目排斥西医治疗，病情重者给予正规西药抗感染治疗，用足疗程，同时结合中药口服及外治结合，待急性感染控制，还需反复叮嘱患者坚持中医后续巩固治疗 1～3 个月以期减少复发机会。

外治法主要有中药保留灌肠、穴位贴敷、平衡火罐、刮痧治疗、中药超声导入等。临证时会根据患者病情轻重，选择二联疗法（中药汤剂＋西医治疗），三联疗法（中药汤剂＋西医治疗＋穴位贴敷），四联疗法（中药汤剂＋西医治疗＋穴位贴敷＋灌肠治疗），多联疗法等。在慢性盆腔炎性疾病急性发病感染控制后的巩固治疗，则以中医药内服外治法结合治疗。其中以中药保留灌肠治疗最常用，建议患者在月经干净后行中药保留灌肠10天，3个月经周期为1个疗程，进行病情评估。中药保留灌肠使药物经直肠黏膜静脉丛吸收，减轻了肝脏的代谢负担，也避免了药物对胃肠道的刺激。直接作用于盆腔改善血液循环，软化增生粘连的结缔组织，达到消炎目的。笔者针对湿热瘀结证患者拟红藤汤颗粒剂（丹参30 g、败酱草20 g、紫花地丁15 g、红藤30 g、白花蛇舌草30 g、白芷12 g、忍冬藤15 g）。用法：将上述中药用100 mL开水泡开，温度控制在39～41℃，用导管插入肛门内10～15 cm，在15～20分钟灌完，灌完后卧床休息30分钟，1日1次。另有柳叶腊梅灌肠剂也是笔者临床应用的有效方剂，主药山蜡梅叶，性味微苦、甘、寒，具有清热解毒、理气化瘀之功效，为君药；败酱草、白花蛇舌草清热利湿、解毒祛瘀以助君药之力，为臣药；延胡索、三棱、赤芍活血化瘀、消癥止痛以配合君、臣药加强治疗作用，为佐药；柴胡引经，领诸药入少腹厥阴之域，为使药。通过研究发现各药物组均能明显提高T淋巴细胞CD+4含量，降低CD+8含量，显著提高CD+4/CD+8比值，各药物组均能明显提高IL-2水平，明显降低IL-6、TNF-α水平，柳叶蜡梅灌肠剂能够明显改善慢性盆腔炎大鼠免疫功能，调节炎性因子的分泌和平衡。

对于不能长期口服中药治疗的患者，笔者研制了妇炎愈合剂（慢盆合剂），慢盆合剂方首选丹参，以活血化瘀为主；蒲公英、败酱草清热解毒，消瘀散结；延胡索、醋香附活血散瘀，理气止痛；莪术、桃仁、赤芍活血行瘀消癥；苦参、土茯苓利湿清热；桂枝振奋阳气以行瘀活络，寒热并用，使瘀化热清，湿祛而病愈。

### 3. 重视调护，预防复发

笔者认为，对盆腔炎性疾病预防复发很重要，在疾病的缓解期就必须注意调护，减少盆腔炎性疾病的复发率，预防措施有很多：①要注意个人卫生，每日温水清洗外阴，专人专盆，穿宽松透气的内裤，勤换内裤及卫生巾，注意经期卫生；②避免辛辣刺激、生冷甜腻的食物，饮食上应清淡食物为主，营养均衡，避免偏食挑食，多吃优质蛋白及新鲜蔬果；③特殊时期要避免性生活，比如月经期、流产后1个月内，顺产后2个月内，剖宫产后3个月内都应忌房事，避免感染；④前往正规医院生产及流产，不要在不规范的诊所做宫腔操作，引起不必要的损伤和增加感染机会；⑤增强避孕常识，避免意外妊娠引起的流产，宫腔操作后要根据医嘱预防感染治疗；⑥在阴道炎、急性盆腔炎发作时，要积极正规治疗，抗生素使用要规范、足疗程，治疗要彻底；⑦饮食调摄，热性体质平时可以吃清热解毒中药，如菊花、蒲公英、金银花、夏枯草等，食物可选择绿豆、红豆、苦瓜、马齿苋、马兰头等，湿气重的可以常选择柳叶腊梅（食凉茶）泡茶。寒性体质平时可多吃生姜、肉桂、花椒等温中散寒，也可选择艾灸、拔罐、泡脚等调理。肝气郁结的可选择月季花、玫瑰花、佛手等泡茶，肾阳虚的可以吃点羊肉、韭菜等。

综上所述，笔者在盆腔炎性疾病后遗症的治疗中，重视"久病致瘀、久病致虚"，多采用综合疗法，重视预防疾病复发，重视平时的调理及情绪指导，要整体考虑才能帮助患者远离慢性盆腔炎性疾病的困扰。

# 第九节　乳痈

【概述】

乳痈是发生于乳房部的急性化脓性疾病。其临床特点为乳房部结块、肿胀、疼痛，伴有全身发热，溃后脓出稠厚。患者常表现为乳房肿块压痛，皮肤红热，严重者出现高热、寒战等全身症状，不及时诊治可在数天内软化形成脓肿，并发败血症等。常发生于哺乳期妇女，尤以尚未满月的初产妇多见。《诸病源候论·妒乳候》云："此由新产后，儿未能饮之，及饮不泄，或断儿乳，捻其乳汁不尽，皆令乳汁蓄积，与气血相搏，即壮热大渴引饮，牢强掣痛，手不得近也……"其病因主要是肝郁气滞、胃热壅滞、乳头皲裂、乳汁瘀滞、细菌入侵。致病菌以金黄色葡萄球菌为主。病因病机：①肝郁气滞：乳头属足厥阴肝经，肝主疏泄，能调节乳汁的分泌。若情志内伤，肝气不舒，厥阴之气失于疏泄，使乳汁发生壅滞而结块；郁久化热，热胜肉腐则成脓。②胃热壅滞：乳房属足阳明胃经，乳汁为气血所生化，产后恣食肥甘厚味而致阳明积热，胃热壅盛，导致气血凝滞，乳络阻塞而发生痈肿。③乳汁瘀滞：乳头破损或凹陷，影响哺乳，致乳汁排出不畅，或乳汁多而婴儿不能吸空，造成余乳积存，致使乳络闭阻，乳汁瘀滞，日久败乳蓄积，化热而成痈肿。

本病相当于西医的急性乳腺炎。

【辨证分型】

1. 气滞热蕴证

主要证候：乳房部肿胀疼痛，肿块或有或无，皮色不变或微红，乳汁排泄不畅；伴恶寒发热，头痛骨楚，口渴，便秘；舌淡红或红、苔薄黄，脉浮数或弦数。治法：疏肝理气、清热解毒。代表方：消痈汤。组成：蒲公英、紫花地丁、金银花各30 g，柴胡、青皮、皂角刺、王不留行各10 g，白芷9 g，浙贝母、瓜蒌各15 g，炮山甲（先煎）、甘草各6 g。

2. 热毒炽盛证

主要证候：肿块逐渐增大，皮肤掀红，灼热，疼痛如鸡啄，肿块中央渐软，有应指感；可伴壮热，口渴饮冷，面红目赤，烦躁不宁，大便秘结，小便短赤；舌红、苔黄干，脉数或滑数。治法：清热解毒、消痈排脓。代表方：仙方活命饮。组成：金银花30 g，青皮、皂角刺、王不留行各10 g，防风、白芷各9 g，当归、陈皮、赤芍各10 g，浙贝母、天花粉、全瓜蒌各15 g，炮山甲（先煎）、甘草各6 g。

3. 正虚邪恋证

主要证候：溃破后乳房肿痛减轻，但疮口脓水不断，脓汁清稀，愈合缓慢，或乳汁从疮口溢出形成乳漏；面色少华，全身乏力，头晕目眩，或低热不退，食欲不振；舌淡、苔薄，脉弱无力。代表方：四君子汤合仙方活命饮。组成：炙黄芪、明党参各20 g，茯苓、白术各15 g，薏苡仁30 g，地骨皮、牡丹皮各10 g，蒲公英、紫花地丁、金银花各30 g，白芷、陈皮各10 g，浙贝母、瓜蒌各15 g，甘草6 g。

## 【治疗思路】

患者常表现为乳房肿块压痛，皮肤红热，严重者出现高热、寒战等全身症状，不及时诊治可在数天内软化形成脓肿，并发败血症等。中医认为乳头属肝，乳房属胃，足厥阴肝经布于两胁，若平素情志抑郁，加产后体虚，饮食不节，致肝气郁结，胃热壅盛，可使行乳不畅，气滞血瘀，热毒内蕴而成痈。此时应早期、足量、规范使用抗生素。中医治疗重在疏肝理气、清热解毒、行瘀散结。产妇断乳后乳汁壅滞者，加生山楂、生麦芽回乳；产后恶露未尽者，加当归尾、川芎、益母草祛瘀；乳房肿块明显者，加当归、赤芍、桃仁等活血祛瘀；大便秘结者，加生大黄、火麻仁通便。乳痈初起，局部肿痛，瘀乳明显者，可行乳房按摩，先做热敷，再在患侧乳房涂上少许润滑油，先轻揪乳头数次，然后一手掌托起患乳，另一手手指并拢由乳房基底边缘向乳头方向轻轻推按，将郁滞的乳汁逐步挤出。

# 第三章

## 医案分享

# 第一节 月经病

## 1. 月经过少

**医案一：**李某某，女性，28 岁，教师。

**初诊：**2021 年 3 月 7 日。

**主诉：**月经过少 1 年余。

**现病史：**末次月经 2021 年 3 月 1 日，3 天净，量少，平素有月经后期、经行腹痛史，感腰酸，夜寐欠安，胃纳可，大便偏稀，曾服屈螺酮炔雌醇片调经 1 个月，目前无生育要求。舌质淡红、苔薄白偏黄，脉细弦。

**西医诊断：**月经失调。

**中医诊断：**月经过少病——脾肾两虚证。

**辨证分析：**肾精亏虚，冲任不调，血海失充，故见月经量少。

**治法：**健脾补肾，宁心安神。

**选方：**六味地黄丸加减。

**处方：**熟地黄炭 10 g、泽泻 10 g、茯神 15 g、党参 20 g、芦根 30 g、佛手 10 g、炒酸枣仁 20 g、制远志 6 g、郁金 15 g、蒸萸肉 10 g、山药 30 g、甘草 6 g、蒲公英 30 g、黄柏 10 g、炒薏苡仁 30 g、合欢皮 20 g、夜交藤 30 g、白花蛇舌草 30 g，6 剂。

一日一剂，分两次，常规水煎服。

二诊：2021年3月13日，临近排卵期，治拟疏肝养血，健脾补肾，去炒薏苡仁、山药、黄柏、合欢皮，加丹参30 g、炒川芎10 g、炒赤芍10 g、柏子仁10 g，5剂。

三诊：2021年3月19日，排卵后，患者平素手脚冷，视物易疲劳眼花，治拟温补肾阳，疏肝健脾，去山茱萸、泽泻、夜交藤，加淫羊藿10 g、仙茅10 g、菟丝子10 g、菊花10 g、枸杞子10 g，6剂。

四诊：2021年3月26日，月经将届，感乳房胀痛，治拟：疏肝理气，活血化瘀。

选方：柴胡疏肝散合血府逐瘀汤加减。

处方：柴胡10 g、郁金10 g、丹参30 g、川芎10 g、赤芍12 g、白花蛇舌草30 g、甘草6 g、芦根30 g、蒲公英30 g、红曲6 g、夜交藤30 g、黄柏10 g、党参15 g、三棱9 g、醋香附12 g、川牛膝20 g、红花10 g、麦冬10 g、合欢皮15 g，5剂。一日一剂，分两次，常规水煎服。

嘱经量多时停服，平素经前、经期禁食生冷，避风寒，畅情志。

按语：月经过少是指月经周期正常但经量明显减少；或经期缩短至2～3天，青春期与育龄期女性发生月经过少甚至可发展为闭经，围绝经期女性若出现月经过少的情况可提前进入绝经期。引起月经过少的原因有很多，包括过度节食、内分泌失调、心理抑郁、人工流产术、卵巢功能衰退、乳腺病变等。月经过少的出现对女性健康安全造成较大的影响，可引起子宫内膜异位、宫颈炎、月经性关节炎、月经性皮疹等疾病，甚至引起暗疮、色斑等问题，对女性面部美观及其心理造成了较大的影响。笔者从医四十余载，博览古今，秉着继承、创新的精神，在总结古今医家理论的前提下，结合自身多年的临床经验认为月经过少与肝、脾、肾三脏关系最为密切，肾主纳气藏精，虚则元气以泄，精气以逝，月事不能以时下。肝主疏泄，若气机不畅则血脉淤积，致各种妇科疾病。脾若运化失司，则气血生化无源，冲任血海空虚。女性的生理活动是以气为本、以血为用，脏腑为气血之源，五脏安和，气血调畅，则血海按时盈亏，维持女性正常的生理活动。在治疗月经过少中辨证施治，并结合周期疗法效率更高。中药月经周期疗法用药源自《黄帝内经》中因时制宜的理论，从阴阳学理论看，女性月经周期是一个阴阳消长的过程：经后期以阴长为主，胞宫、胞脉相对空虚，由以阴血亏虚为主；经间期为阴长至重，向阳转化的时期；经前期阳气逐渐旺盛，胞宫、胞脉逐渐达到"重阳"的状态；行经期阳气至重，胞宫泻而不藏，在阳气的推动下经血从胞宫下泄，此时气血均以下泄为顺。月经过少的周期疗法是在"肾气—天癸—冲任—胞宫"的中医理论指导下进行有系统性、规律性的周期序贯疗法。笔者根据胞宫藏泻的特点分为4期，不同时期有不同的治疗原则，即经前期益气健脾、补肾助阳，行经期活血调经，经间期补肾活血，经后期滋阴补肾、健脾养血。

此案经前期加淫羊藿、仙茅、菟丝子补肾助阳，菊花清热解毒，枸杞子滋补肝肾，行经期予柴胡疏肝散合血府逐瘀汤加减疏肝活血调经，方中予柴胡、郁金疏肝解郁，丹参、川芎、赤芍、红曲、红花活血化瘀，白花蛇舌草、蒲公英清热解毒，甘草调节诸药，芦根生津止渴，合欢皮、夜交藤宁心安神，黄柏清热燥湿，党参益气健脾，三棱破血逐瘀，醋香附理气活血，川牛膝引血下行，麦冬养阴生津，经间期予六味地黄丸加活血之品补肾活血治疗，经后期重用补肾与健脾之品滋阴补肾、健脾养血。

医案二：吴某，女性，26岁，职员。

初诊：2015年1月5日。

主诉：月经错后伴量少3年。

现病史：月经不调3年，患者曾行人工流产4次，3年前人工流产后出现月经量少，2天即净，周期错后，30～70天一行。

刻诊：面部痤疮，胃纳一般，夜眠佳，大便溏，小便正常，舌质暗红、边有瘀点、苔薄白稍腻，脉细涩。

既往史：曾因宫腔粘连行宫腔镜手术治疗。生育史0-0-4-0，否认药敏史。

西医诊断：月经不规则、宫腔粘连。

中医诊断：月经过少、月经后期——肾虚血瘀型。

辨证分析：患者屡次堕胎，伤肾之精气，冲任不足，故经来错后量少，肾阳虚火不暖土故大便溏薄，脾阳不足运化无力，湿热泛溢肌肤故生痤疮，舌质暗、边有瘀点、脉细涩均为肾虚血瘀之征。

治法：补肾填精、活血化瘀。

处方：何首乌150g、黄精150g、枸杞子150g、女贞子150g、墨旱莲150g、熟地黄100g、山茱萸100g、泽泻100g、山药200g、土茯苓150g、甘草100g、丹参300g、酒川芎100g、炒赤芍100g、香附100g、白芍100g、生地黄100g、茺蔚子150g、红花100g、当归100g、鸡血藤200g、郁金120g、蒲公英300g、夏枯草120g、栀子120g、天葵子100g、紫花地丁300g、白芷100g、黄柏100g、半枝莲300g、佩兰100g、芦根200g、藿香100g、石菖蒲30g、巴戟天100g、淫羊藿100g、黄芪200g、党参200g、白术120g、薏苡仁300g、莲子肉150g、白扁豆150g、木香120g、砂仁60g、佛手100g、麦冬100g、百合100g、阿胶100g、鳖甲胶100g、黄明胶100g、紫河车50g，辅料：黄酒、冰糖。制膏服用。

服药后 3 个月随访，患者经量较前稍增多，3～4 天净。

按语：宫腔粘连是由于各种原因所造成的子宫内膜基底层受损，功能层失去增生修复功能，内膜组织逐渐被纤维组织所取代，子宫肌壁间相互黏附，最终形成宫腔粘连。临床表现包括月经量减少、闭经、周期性腹痛、继发性不孕及反复流产等。近年来随着行人工流产术的人数增多，其发病率有上升趋势。该患者多次人流后导致月经量少、宫腔粘连，虽已行宫腔镜手术治疗，但经量仍少，此时治疗难以速效，可用膏方缓缓图之。方中用何首乌、黄精、枸杞子、二至丸、六味地黄丸补肾益阴，《本草备要》中记载何首乌可"补肝肾、涩精，养血祛风，为滋补良药"，二至丸中女贞子和墨旱莲均入肝肾二经，滋肾益肝；巴戟天、淫羊藿补肾壮阳；丹参、酒川芎、炒赤芍、香附、白芍、生地黄、茺蔚子、红花、当归、鸡血藤养阴血活血调经；黄芪、党参、白术、薏苡仁益气健脾助运化；白芷、土茯苓清热除湿以疗痤疮；木香、砂仁、佛手、郁金理气，使补而不滞；蒲公英、夏枯草、栀子、天葵子、紫花地丁、黄柏、半枝莲清热；芦根、藿香、石菖蒲、佩兰化湿，以防服用膏方期间湿热困脾；紫河车为血肉有情之品，可益气、养血、补精，用于精血亏虚效果极佳；阿胶补血，鳖甲胶滋阴；黄明胶健脾祛湿。诸药合用，共奏补肾填精、活血化瘀之功。

## 2. 月经后期

医案：范某某，女性，20 岁。

初诊时间：2020 年 5 月 20 日。

主诉：月经后期反复 3 年余。

现病史：月经后期反复 3 年余，经血量少，色淡质稀，体倦乏力，口腻口苦。

既往史：生育史 0-0-0-0，否认药敏史。舌质红、苔黄腻，脉细弦。既往体健。

西医诊断：月经稀发。

中医诊断及证型：月经后期——脾虚湿热证。

辨证分析：本患者素体脾虚，加上湿热内阻，脾虚湿热夹杂，血海空虚，冲任不固，以致月经延后。

治法：健脾除湿调经。

处方：麸炒苍术 10 g、麸炒薏苡仁 30 g、甘草 6 g、蒲公英 30 g、石菖蒲 6 g、党参 20 g、丹参 30 g、炒赤芍 15 g、茯苓 15 g、黄柏 10 g、牛膝 15 g、芦根 30 g、广藿香 10 g、紫花地丁 30 g、姜厚朴 9 g、酒川芎 10 g、后期 6 g、麦冬 9 g，6 剂。一日一剂，分两次，常规水煎服。

二诊：2020 年 6 月 2 日，月经后期反复半年余，轻微痛经，感乏力。舌质红、苔薄黄腻，脉细弦。

处方：丹参 30 g、川芎 10 g、红花 10 g、乌药 12 g、甘草 6 g、芦根 30 g、菊花 30 g、石菖蒲 5 g、三棱 9 g、薏苡仁 30 g、赤芍 12 g、红曲 6 g、党参 15 g、蒲公英 30 g、麦冬 9 g、郁金 15 g、川牛膝 20 g、茵陈 20 g，6 剂。一日一剂，分两次，常规水煎服。

患者连续调理 6 个月后，门诊随访，现月经已准期来潮。

按语：月经周期延后 7 天以上，甚至 3～5 个月一行者，连续两个周期以上，称为月经后期。本病首见于汉代《金匮要略·妇人杂病脉证并治》谓"至期不来"即指月经后期。月经后期的发生，有虚实之不同。虚者多由水谷不化生精血，或失血耗血，脉道空虚而源竭，血海不能按时满盈；实者多由经脉气机受阻，经血迟滞，不能按期蓄注冲任，而使月经周期延长，经行延迟而错后。月经后期，病在胞宫冲任，青春期多血虚，或痰湿，生育期多寒、多瘀，或痰瘀内结。本患者素体脾虚，脾为气血生化之源，血海空虚，脾虚失运，湿热内阻，脾虚湿热夹杂，冲任不能满盈，故致月经延后。治疗重在标本兼治，健脾除湿调经，则诸症自愈。

### 3. 经间期出血

经间期出血是指以氤氲期（排卵期）周期性出现胞宫少量出血为主要表现的疾病。若出血期长，血量增多，不及时治疗，进一步发展可致崩漏。多发于育龄妇女。相当于西医学排卵期出血。古代医籍中对本病无专篇记载，可参考月经先期、经漏、赤白带下等。笔者认为，赤白带下等主要是脾肾亏损导致，脾虚统血失职，肾虚冲任不固，影响气血，加之有湿热扰动或瘀血阻遏，使阴阳转化不协调，遂发生本病。常见的病因有肾阴虚、脾气虚、湿热和血瘀。临床多为虚实夹杂证。

**医案：** 李某，女性，28 岁。

**初诊日期：** 2019 年 11 月 9 日。

**主诉：** 月经中期阴道出血半年余，近两天阴道少量出血。

**现病史：** 患者半年余前人工流产 1 次，次月月经量少，月经干净 1 周再次阴道出血，量极少，黑褐色，3～5 天干净。此后每月均有月经中间期出血情况，性质相同。平素小腹下坠感，经前及经期第一天有痛经，尚能忍受，大便溏，不成型，平素白带量多、色白，质稀，无异味。末次月经 2019 年 10 月 25 日，5 天净，量少。2 天前再次出现阴道出血，黑褐色，量少，无腹痛，今来诊查看舌质红、苔黄略腻，脉弦滑。既往有盆腔炎病史。

**西医诊断：** 排卵期出血。

**中医诊断：** 经间期出血——脾虚湿热证。

**辨证：** 脾气素虚，储湿下焦，蕴久化热，湿热扰动血络。

**治法：** 健脾行气，清热利湿。

处方：当归 12 g、赤芍 12 g、生地黄 15 g、丹皮 15 g、黄柏 10 g、苍术 10 g、醋香附 10 g、党参 10 g、炒白术 10 g、荆芥炭 10 g、柴胡 10 g、黄芩 10 g、蒲公英 30 g、败酱草 12 g、地榆 10 g、炙甘草 6 g，5 剂口服。

二诊：2019 年 11 月 15 日复诊，诉服药 2 天出血即止，服用 5 剂后大便溏、白带多情况有所好转，刻下无明显不适。舌质淡红、苔薄黄，脉弦细。笔者考虑目前湿热已去大半，月经前 10 天，给予补肾健脾，养血调经兼清湿热，去生地黄、败酱草、地榆，加杜仲、续断、巴戟天，再服 7 剂。

三诊：2019 年 11 月 29 日复诊，诉 11 月 23 日月经来潮，5 天净，无痛经，现月经干净复诊，胃纳可，二便调，舌质红、苔薄黄稍腻，脉细滑。继续予第一次方药去败酱草、蒲公英，加女贞子、墨旱莲，共 7 剂。此后患者未再复诊，1 个月后电话随访，未再出现经间期出血，故未复诊。

按语：临床上经间期出血患者多见，中医古籍中的论述却不多见，现代医学关于经间期出血发病原因尚不完全明确，多数学者认为经间期出血是因下丘脑—垂体—卵巢轴内分泌功能和协调作用降低所引起，与患者体内雌激素受体表达有关。中医学认为，经间期为继月经后期由阴转阳，由虚至盛之时期，此时若体内阴阳调节功能正常，则可迅速适应，没有异常表现；若素体阴虚、脾虚、肝郁化火或湿热，则血瘀蕴滞于内，值经间期时阳气内动，引动伏邪、宿疾，导致阴阳转化不协调，或阴不敛阳，冲任失调，便可起病。患者血出之后，瘀血、阳气、湿热、郁火都随之外泄，而冲任宁谧安固复常，所以出血可自行停止，但机体情况没有彻底改善，病因未消，下次周期复发如斯。此患者平素脾气亏虚，水潴为湿，清阳之气不升反下陷，分利无权而水湿并入大肠及下焦，遂致大便溏，白带多、色白质稀。湿邪久留下焦而不除，则化而为热，在阴阳转换之际，扰动气血而出现阴道少量出血，舌脉均符合湿热之征，为本虚标实。笔者取傅青主之清肝止淋汤为基础加减用药。《傅青主女科》："夫赤带亦湿病，湿是土之气，宜见黄白之色，今不见黄白而见赤者，火热故也……妇人忧思伤脾，又加郁怒伤肝，于是肝经之郁火内炽，下克脾土，脾土不能运化，致湿热之气蕴于带脉之间；而肝不藏血，亦渗于带脉之内，皆由脾气受伤，运化无力，湿热之气，随气下陷，同血俱下。"方中当归、生地黄养血补血兼清血分之热，丹皮、赤芍凉血活血，笔者并没有见到出血而一味止血，寓意使内伏之湿热在疏通之中得祛除，黄柏、苍术燥下焦之湿热，党参、炒白术、炙甘草健脾益气以恢复后天之本，柴胡、黄芩疏肝清热，醋香附疏肝行气，使气机流通，蒲公英、败酱草清热解毒，地榆凉血止血，荆芥炭引血归经，同时可清血中伏热。此患者又与清肝止淋汤本意之肝郁化热，脾虚湿下不完全相同，其本为脾气亏虚，而无肝经郁火，故治疗重在健脾利湿，养血止血，引血归经。二诊时为经前期，加入温补肾阳之品，减少清热凉血药。三诊时为经后期，注意肾阴的滋补，填补经血耗伤之弊。时刻顾护正气，祛邪而不伤及正气。

## 4. 经期延长

**医案：**胡某某，女性，22岁。

**初诊时间：**2021年1月6日。

**主诉：**经期延后半年余。

**现病史：**近半年来月经持续10余天方净，色黯淡质稀，汗多，神疲体倦，腰膝酸软。舌质暗红、苔薄黄稍腻，脉细弦稍数。

**既往史：**生育史0-0-1-0，以往月经后期史，未放环，否认药敏史。

**妇科检查：**未见明显异常。

**西医诊断：**月经不规则。

中医诊断及证型：经期延长病——脾肾两虚证。

辨证分析：该患者素体脾肾两虚，冲任虚损血海不宁，不能约束经血，以致经期延长日久。

治法：健脾补肾，止血调经。

处方：黄芪 10 g、防风 6 g、浮小麦 20 g、黄柏 10 g、麻黄根 10 g、丹皮 10 g、蒸萸肉 10 g、熟地黄 10 g、生白术 10 g、甘草 6 g、芦根 30 g、天花粉 15 g、陈皮 6 g、蒸五味子 5 g、知母 10 g、炒决明子 30 g，5 剂。一日一剂，分两次，常规水煎服。

二诊：2021 年 1 月 14 日，患者服用药后胃纳可，大便干结。舌质暗红、边齿痕、苔薄黄稍腻，脉细弦稍数。

处方：丹参 15 g、赤芍 12 g、甘草 6 g、蒲公英 30 g、党参 15 g、麦冬 12 g、延胡索 30 g、当归 10 g、白花蛇舌草 30 g、制没药 5 g、醋香附 12 g、芦根 30 g、生栀子 10 g、薏苡仁 30 g、乌药 10 g、郁金 15 g、制乳香 1 包、大血藤 30 g，6 剂。一日一剂，分两次，常规水煎服。

患者以四君子汤合六味地黄丸健脾补肾调理 6 个月后，门诊随访，现月经已正常。

按语：肾为先天之本，脾为后天之本，所以两者关系密切，往往一脏的亏虚日久会引起另外一脏的不足。因为人体的脏与脏之间，脏与腑之间是一个有机联系的整体。在生理上是相互分工合作的，在病理上也是相互影响的。脾虚日久，气血精微物质化生不足，不能充养肾精，日久则会导致肾虚。如果肾精肾气不足，不能生乘化生气血以充养后天脾胃，也会导致脾虚。并且脾肾两虚多是脾肾阳虚并见。治病必求其本，经期延长病治疗原则重在治本调经，健脾补肾，经期缩短，经血自调，使月经恢复正常。该患者辨为脾肾两虚，予黄芪、生白术、陈皮健脾理气，蒸萸肉、熟地黄、蒸五味子、黄柏补肾滋阴，防风、浮小麦、麻黄根固表止汗，芦根、天花粉、知母清热生津，炒决明子明目，牡丹皮凉血化瘀，甘草调和诸药。诸药合用，共奏健脾补肾之效。二诊时患者月经将届，改用活血化瘀、益气健脾之剂，使冲任通畅。

5. 痛经

医案一：李某，女性，30岁，服务员，已婚。

初诊：2019年9月20日。

主诉：反复痛经5年余，经行腹痛2天。

现病史：患者5年前劳累后出现经行腹痛，初起小腹隐痛能忍，月经第一天为主，伴少许血凝块，周期及经期均正常，未重视治疗。后经行腹痛逐渐加剧，经前乳房胀痛，经行1～3天均有腹痛，有时腹痛剧烈，需口服止痛片，月经量多、色深红、伴血凝块，经期腹胀明显，经期延长至7～10天，点滴不易干净。平素喜食辛辣饮食，情绪急躁易怒。刻下月经第2天，昨日腹痛1天，口服止痛片后缓解，今日仍有腹痛腹胀，故来就诊。月经量多，血块多，小腹胀痛剧烈，按之不减，乳胀，舌质暗红、苔薄白，脉弦。查子宫附件B超提示子宫腺肌症。查糖原CA125：35.8 U/mL。既往体健，已婚，生育史1-0-2-1。

西医诊断：继发性痛经，子宫腺肌病。

中医诊断：痛经。

辨证：肝郁气滞，瘀血内停，胞脉不利。

治法：疏肝解郁，养血活血，化瘀止痛。

处方：当归10 g、川芎6 g、炒白芍15 g、桃仁10 g、红花10 g、五灵脂10 g、蒲黄10 g、醋香附10 g、乌药10 g、枳壳6 g、延胡索15 g、柴胡10 g、郁金10 g、炙甘草6 g、三棱10 g、茜草10 g，共3剂，常规水煎服。

二诊：2019年9月24日，患者服药后腹胀痛、乳房胀痛当日即缓解，次日未发，3剂服完，月经基本干净，今日来诊，稍觉腰酸乏力。患者经后气血亏虚，予酌减祛瘀之品，加用养血填精之药。

处方：当归10 g、川芎6 g、炒白芍15 g、熟地黄15 g、玫瑰花10 g、柴胡10 g、郁金10 g、醋香附10 g、女贞子10 g、墨旱莲10 g、续断15 g、益母草30 g、茜草10 g、炙甘草6 g，共7剂，水煎服。

三诊：2019年10月10日，因国庆假期，患者外出未复诊。今日复诊，患者无不适，目前经前1周，故予加重温阳行气活血之品。

处方：当归10 g、川芎6 g、赤芍10 g、三棱10 g、莪术10 g、炒路路通10 g、丹参15 g、醋香附10 g、枳壳6 g、延胡索15 g、柴胡10 g、郁金10 g、炙甘草6 g、盐杜仲10 g、川牛膝10 g、续断15 g，共7剂，水煎服。

患者2019年10月18日月经按期来潮，未见乳胀、腹痛等不适，血块减少，经量减少。此后来院口服中药调治3月余，诸证俱消。

按语：所谓"通则不痛，不通则痛"，本例患者经行周期正常，出现进行性加重之痛经，痛处在少腹，位置固定，伴随经前乳胀，小腹胀痛，按之不减，平素情志易怒，故考虑病在肝气失于调达，郁结气机，冲任胞宫气血凝滞所致。初诊时正直经期，当以养血活血、化瘀通络为法，方中疏肝行气，活血兼有养血，取化瘀而不伤正之义，然活血药物耗伤气血，不宜长期使用，故予3剂，中病即止。二诊时为经后，笔者认为经后期是阴长阳消，阴血渐复的阶段，此期血海空虚，治疗滋肾益阴养血为主，需顾护精血，故仍在疏肝理气、养血调经的基础上，加用二至丸填补肾精、续断补肝肾、强筋骨、止痛调经，并酌加益母草、茜草活血不留瘀，虽通行祛瘀而不伤正。

三诊时为月经前 1 周，经前期为阳长阴消的阶段，治疗以阴中求阳、温肾暖宫为主，故加用盐杜仲、川牛膝、续断温肾阳、暖胞宫，同时加强活血行气之力，使气机条畅，血行有道。故患者三诊后痛经即愈，然患者病久，已成癥瘕，故需继续药物巩固治疗方可痊愈。

医案二：陈某，女性，19 岁，未婚，工人。

**主诉：** 经前吐衄 1 年。

**初诊：** 1989 年 7 月。患者 16 岁月经来潮，周期尚正常，平素性情急躁，1 年前与家人剧烈争吵后出现周期性鼻衄，每于月经前 2 天发生，行经后缓解，初起量少，未予重视，后衄血量逐渐增多，月经量逐渐减少，伴经行腹痛加剧。来诊恰逢经期第 1 天，2 天前开始鼻衄，间断性，色紫黯，按压鼻腔后可止。月经量少，色紫黯有块，经行不畅，伴小腹刺痛，经前乳房胀痛，时感口渴却不欲饮水。切脉弦涩，查舌黯红、边有瘀点、舌苔薄白，舌下脉络迂曲。患者未婚，未予妇科检查。辅助检查血常规、凝血功能无异常。

**西医诊断：** 经期综合征。

**中医诊断：** 经行吐衄——血瘀证。

**辨证分析：** 患者平素肝火偏旺，木火刑金，火酌血溢，故见鼻衄，病程日久，气滞血行不畅，发展为血瘀之证，故而经行吐衄。

**治法：** 活血化瘀，引血下行。

**处方：** 桃红四物汤加减，桃仁 10 g、红花 10 g、生地黄 15 g、当归 10 g、赤芍 10 g、生大黄（后下）3 g、牛膝 15 g、益母草 30 g、柴胡 10 g、郁金 10 g、香附 10 g，3 剂，一日一剂，分两次，常规水煎服。

**二诊：** 服药毕，患者诉月经量有所增加，排出瘀血块后腹痛减轻消失，鼻衄渐止，又诉夜寐欠佳，多梦烦扰，故予原方基础上加用丹参、琥珀安神助眠，再服 5 剂，月经干净后予桂枝茯苓丸服药 2 周，并嘱下次月经前 1 周来诊。

三诊：患者诉服药后睡眠好转，心绪平静，此次月经前 1 周，诊脉弦细，舌质仍暗、瘀点减少，故再予原方 7 剂口服，患者服药后月经按期而至，未再出现吐衄，经期守方，经后继续桂枝茯苓丸调治。如此 3 个周期后诸症皆消。

按语：本证为"经行吐衄"，又称"逆经"，一般认为是由于肝经郁火，胃火血热，阴虚肺燥所致，常采用疏肝清热、滋阴降火法治之，但也有因瘀血阻滞胞宫所致者。此患者起因肝气郁结，气滞日久，血行不畅，以使郁火上冲，血逆口鼻，伤及阳络所致。应予活血化瘀为先，使血活瘀去则火自降。遵循中医"见血休止血、祛瘀当为先"的治则，以桃红四物活血化瘀，益母草、生大黄推陈逐瘀、止血而不留瘀，牛膝通利血脉、引血下行，柴胡、郁金疏肝解郁，香附疏肝行气。诸药合用，血行瘀去，郁火自清，吐衄不作而愈。

医案三：黄某，35 岁，已婚，教师。

主诉：临经喑哑 2 年余。

初诊：1985 年 5 月 3 日。患者月经周期正常，自 1983 年 3 月开始，每逢经行声音嘶哑，喉咽燥痛，经行量多、色紫，有时挟块，伴有口苦口干，经净则喑哑自愈，他症亦除。曾在多家医院诊所就诊，每予清热利咽之剂，效果甚微。刻下经期恰临，喑哑复作，伴咽干燥痛，渴欲饮水，精神烦躁，经行量多，伴随紫黯血块。舌黯红、苔薄黄，脉弦滑。查看咽稍红，无扁桃体肿大，心肺听诊无明显异常。

西医诊断：经期综合征，声音嘶哑。

中医诊断：临经喑哑——肝郁化热证。

辨证分析：患者用嗓过多，损伤肺津，复肝气不舒，肝郁化热，循经上犯咽喉，故喑哑，经期肝血下行，津血更亏，故喑哑反复发作。

治法：清肝解郁，利咽开音。

选方：丹栀逍遥散加减。

处方：焦栀子12 g、生地黄12 g、炒丹皮12 g、金果榄12 g、郁金12 g、赤芍12 g、白芍12 g、薄荷10 g、柴胡10 g、当归10 g、木蝴蝶3 g，3剂，一日一剂，分两次，常规水煎服。

二诊：5月7日。患者诉服药1剂后即感发音较前洪亮，至3剂服尽，喑哑明显减轻。但喉咽燥痛仍有，觉口干。故上方去当归，加玄参12 g、麦冬10 g，续服3剂，喑哑消失。嘱下次月经前1周开始，服上方3～6剂，连服3个月经周期，以资巩固。随访1年，临经喑哑未再发作。

按语：临经音哑，指妇女经临之际发声低沉嘶哑的一种病症，前人有"女子以肝为先天"之说，盖肝藏血，司血海；主疏泄，妇女经行之际，肝血下注血海，肝气偏旺，若遇情志不遂，易郁而化火，火随气逆，循肝脉上犯，则声带失其所用。《景岳全书·声喑》有云："愤郁猝然致喑者，肝之病也。"针对此病之病机应从肝论治，《黄帝内经》有云："木郁达之""火郁发之"，故选用丹栀逍遥散加减，方中栀子泻火除烦并能导热下行，丹皮清热凉血以清血中伏火，两者合用，以平其火热，白芍酸甘，敛阴养血，柔肝缓急，当归养血活血，赤芍清热凉血，柴胡长于疏肝解郁，使肝郁得以调达，使血气和而肝气柔，养肝体而助肝用，配合生地黄、郁金、玄参清热凉血，木蝴蝶、金果榄平肝理气、清肺开音，薄荷疏肝理气、清利咽喉，纵观全方旨在清肝解郁而利咽开音，药证相符，收效满意。

## 6. 经行头痛

医案：女性，41岁，公务员。

初诊：2020年8月24日。

主诉：头痛反复半年余。

现病史：患者近半年反复头胀痛，经前1周左右出现，经期加重，且时伴恶心、呕吐，需服布洛芬缓释胶囊等止痛，经后3天左右消失，下次月经又复发作。月经周期25天左右，经期9天左右，经色黯、夹血块、量偏少、痛经，7月31日末次月经。现月经将届，头痛明显，心烦易怒，乳房胀痛，腰酸，偶感耳鸣、头晕，胃纳可，二便调，夜寐一般。舌质红、苔薄黄稍腻，脉细弦稍滑。

西医诊断：经前期紧张综合征。

中医诊断：经行头痛。

辨证分析：经行以气血通畅为顺，肝气郁结，瘀血阻滞，头为诸阳之会，瘀血内停，络脉不通，阻塞清窍，故见头胀痛，瘀滞胞宫，故见经色黯、夹血块。

治法：疏肝理气，活血止痛。

选方：柴胡疏肝散合血府逐瘀汤加减。

处方：柴胡10 g、郁金15 g、川芎10 g、醋香附10 g、白芷10 g、藁本10 g、绿梅花10 g、玫瑰花10 g、醋延胡索30 g、甘草6 g、当归9 g、红曲5 g、赤芍10 g、芦根30 g、黄柏10 g、夜交藤30 g、合欢皮20 g。6剂，一日一剂，分两次，常规水煎服。

二诊：2020年9月3日。本次月经9月1日至，头痛稍减轻，感恶心，无呕吐，未服止痛药。经色黯改善、血块稍减少，腰酸减轻，痛经、夜寐好转。

处方：原方去黄柏、红曲、夜交藤、芦根，加生栀子10 g、姜半夏9 g、细辛3 g、制乳香6 g、砂仁6 g。6剂，一日一剂，分两次，常规水煎服。

三诊：行经后乳房胀痛消失，情绪较前平稳，头痛明显减轻，感头晕，偶感耳鸣，夜寐好转。

选方：天麻钩藤饮合耳聋左慈丸加减。

处方：天麻10 g、钩藤15 g、石决明30 g、生栀子10 g、黄芩10 g、熟地黄10 g、山药30 g、山茱萸10 g、茯苓10 g、川牛膝30 g、磁石30 g、远志6 g、柴胡10 g、泽泻10 g、佛手10 g、麦冬10 g。5剂，一日一剂，分两次，常规水煎服。

四诊：用前药后诸症减轻，续服前方7天后停药。自从服用中药后，头痛未再发作。

按语：经行头痛是指女性在月经期间发生的头痛现象，并随着经期结束自然消失。经行头痛是中医学名，将之归为妇科疾病，《医宗金鉴》里对此症状的描写是"三阳头痛身皆热，无热吐沫厥阴经，不便尿红当议下，尿白犹属表未清"。认为病因是情绪不舒畅引起肝火旺盛，痰湿内生，以致于经期有血块凝结影响血液循环，冲脉气盛，风痰上扰清空，阻滞脑络，即古文献中写的"经欲行而肝不应，则拂其气而痛生"。因其病发周期与月经紧密相连，西医又称经行头痛为经前期紧张综合征。临床表现为长期反复性头痛，患者无理由开始烦躁易怒，食欲不振，恶心呕吐，失眠，视物模糊，单侧或者双侧头痛。

本案患者情志不遂，肝气郁结，气滞血瘀，不通则痛，故月经前及经期头痛、乳房胀痛。肝气犯胃，胃失和降，则恶心、呕吐。舌质红、苔薄黄稍腻，脉细弦稍滑为肝郁气滞表现。四诊合参，笔者辨证为肝郁血瘀证，治以疏肝理气，活血止痛。方以柴胡、郁金舒肝解郁，加白芷、藁本祛风止痛，且白芷、姜半夏、砂仁可止呕，加绿梅花、玫瑰花并重用醋延胡索以理气活血止痛，延胡索历来作为止痛要药，川芎、赤芍、醋香附、红曲活血化瘀，夜交藤、合欢皮宁心安神，芦根生津止渴，黄柏清热燥湿，细辛通窍止痛，制乳香活血行气止痛。

三诊头晕、耳鸣明显，笔者选用天麻钩藤饮合耳聋左慈丸加减，天麻钩藤饮中以天麻、钩藤、石决明合用，平肝息风之力强，黄芩、生栀子清热泻火，使肝经之热不能上扰清窍，川牛膝引药下行，耳聋左慈丸中熟地黄、山药、山茱萸补益肝肾，茯苓益气健脾，磁石平肝潜阳，柴胡平肝疏肝，泽泻清热泻浊，佛手疏肝理气，麦冬、远志宁心安神。

### 7. 经断前后诸证

医案一：陈某，女性，54岁，工人。

初诊：2019年10月25日。

主诉：潮热半年。

现病史：患者近2年月经紊乱，周期1～4个月，经量减少，近半年时感潮热，伴汗出。

刻诊：停经50余天，偶感腰酸，胃纳可，睡眠差，大小便正常，舌质红、苔薄黄，脉细稍数。

既往史：以往月经不调史，生育史2-0-2-2，已结扎，否认药敏史。

西医诊断：围绝经期综合征。

中医诊断：经断前后诸证——肾阴虚火旺证。

辨证分析：患者天癸将竭之年，肾气衰，故月经紊乱、腰酸；肾阴精不足，阴虚火旺，故潮热、汗出；热扰心神，故眠差。

治法：补肾滋阴、益气安神。

处方：知母10g、黄柏10g、熟地黄炭10g、山茱萸10g、牡丹皮10g、泽泻10g、山药30g、茯神15g、甘草6g、女贞子20g、墨旱莲30g、菊花30g、合欢皮20g、党参20g、木香3g、薏苡仁30g、白薇12g、炒酸枣仁20g，6剂。

二诊：2019年11月4日，患者感潮热、汗出好转，月经未来潮，偶感腰酸，胃纳可，睡眠未好转，大小便正常。舌质红、苔薄黄，脉细弦。上方去白薇，加远志6g，6剂。

三诊：2019年11月11日，患者感潮热、汗出明显好转，月经未来潮，仍感腰酸，胃纳可，睡眠明显好转，大小便正常。舌质红、苔薄黄，脉细弦。上方去女贞子、墨旱莲，加牛膝20g、夏枯草20g，6剂。

按语：围绝经期综合征即经断前后诸证，指绝经前后出现烘热汗出、头晕耳鸣、腰酸膝软、月经不调等症状，中医认为妇女停经前后肾气渐衰，阴阳失去平衡，病根在于肾虚，会累及心、肝、脾等其他脏腑，故治疗以补肾为主，佐以养心、疏肝、健脾之品。同时治疗要减轻心理负担、疏通心理障碍。初诊治予补肾滋阴、益气安神，方中予知母、黄柏清热滋阴生津，《用药法象》记载知母可"泻无根之肾火，疗有汗之骨蒸，止虚劳之热，滋化源之阴"，黄柏得知母则滋阴降火。熟地黄炭、山茱萸、牡丹皮、泽泻、山药补肾泻火，党参、薏苡仁、茯神健脾益气安神，女贞子、墨旱莲滋阴益肾，菊花清热解毒，合欢皮、炒酸枣仁解郁养心安神，木香理气，白薇退虚热，甘草调和诸药。二诊时潮热明显好转，但睡眠仍欠佳，故去退虚热之白薇，加远志固精安神。三诊时潮热、睡眠均明显好转，腰酸未减，故去女贞子、墨旱莲，加牛膝补肝肾强腰，夏枯草清热泻火。

医案二：阚某，女性，48岁，教师。

初诊：1997年7月5日。

主诉：月经紊乱伴心烦失眠2年。

现病史：患者2年前出现月经先后不定期，经量时多时少，色黯有血块，常淋漓不断，并伴有心悸失眠、烦躁易怒、潮热出汗、记忆力减退等症状，曾在当地医院经中药、西药治疗未见好转。心肺听诊无殊，神经系统检查未见明显异常。

刻诊：情绪烦躁，时有无名之火欲发而不能，潮热盗汗，夜间难以入睡，自觉心悸不安，胃纳不香，大便干，小便如常。舌质黯、边有瘀斑、苔薄白，脉弦涩。

既往史：既往乳房结节病史，否认药敏史，生育史 2-0-4-2，已结扎。

西医诊断：围绝经期综合征。

中医诊断：经断前后诸证——气滞血瘀证。

辨证分析：患者七七之年，天癸渐竭，以致气血失调，久病瘀血内结，气血阻滞，发而为病。

治法：活血化瘀、理气行滞。

选方：加减血府逐瘀汤。

处方：桃仁 10 g、红花 10 g、当归 10 g、川芎 10 g、赤芍 15 g、合欢皮 15 g、郁金 15 g、丹参 30 g、煅龙骨 30 g、知母 10 g、远志 6 g、甘草 6 g，7 剂。

二诊：1997 年 7 月 13 日，患者诉夜寐好转，睡眠时间延长，心悸感缓解，情绪较前平稳，故继续守方，并合用六味地黄丸，连服 2 个月症状消失，随访半年未复发。

按语：中医学将这一系列症状归属"经断前后诸证"范畴，因天癸渐竭，阴阳失衡，以致气血失调，脉络固涩，滞而不畅，脏腑功能失常所致。故采用调和气血、畅通血脉的方法，以加减血府逐瘀汤治之。方中桃仁、红花、赤芍行血逐瘀；当归、川芎活血行滞；郁金、合欢皮疏肝解郁安神；丹参、知母、远志养心除烦；甘草调和诸药。全方理气活血，瘀去气行则诸症可除。

现代药理研究表明，加减血府逐瘀汤中桃仁、赤芍、川芎、牛膝、柴胡有抑制神经中枢、镇静、镇痛以及扩张周围血管、改善微循环的功能，其中牛膝、红花又可直接作用于生殖器官兴奋性腺，当归对生殖系统平滑肌有"双向性"调节作用。可通过对中枢抑制和生殖器官、心血管系统的兴奋，以及微循环的改善，缓解经断前后诸证的症状，延缓卵巢功能衰竭，同时又避免了长期使用雌激素产生的不良反应。

8. 闭经

医案一：何某，女性，29 岁，职员。

初诊：2015 年 3 月 5 日。

主诉：停经 7 个月。

现病史：患者 7 个月前离婚，至今月经未来潮，平素经色黯红有块，经量中等，经行小腹刺痛。

刻诊：乳房胀痛，精神抑郁，食欲欠佳，失眠多梦，腰酸耳鸣，大小便正常。舌质红、边有瘀点、苔薄黄，脉弦涩。

既往史：既往乳房结节病史，否认药敏史，生育史 3-0-3-3，已放环。

辅助检查：子宫附件 B 超示左卵巢囊性块（左侧卵巢可见 3 cm×2 cm 无回声团块，子宫内膜厚 8 mm）；生殖激素检查示促卵泡生成素 5.66 mIU/mL、促黄体生成素 15.40 mIU/mL、雌二醇 442 pmol/L、睾酮 1.02 nmol/L、孕酮 0.11 ng/mL、泌乳素 35.65 ng/mL、血 β-HCG 阴性。

西医诊断：闭经。

中医诊断：闭经——肝郁气滞、肾虚血瘀型。

辨证分析：患者精神刺激后出现闭经，伴乳房胀痛、精神抑郁，舌脉象均为肝郁气滞、肾虚血瘀之征，故辨为肝郁气滞、肾虚血瘀型。

治法：疏肝理气、活血调经。

处方：柴胡 10 g、郁金 15 g、丹参 30 g、川芎 10 g、赤芍 12 g、党参 15 g、白术 15 g、茯神 12 g、当归 10 g、鸡血藤 30 g、夏枯草 15 g、玫瑰花 10 g、合欢皮 20 g、甘草 6 g，10 剂。

二诊：2015 年 3 月 20 日，患者诉乳房胀痛略好转，食欲稍好转，多梦缓解，感腰酸腹部刺痛，舌质暗红、边有瘀点、苔薄白，脉弦涩。上方去夏枯草、玫瑰花、合欢皮，加醋香附 10 g、红花 10 g、川牛膝 10 g、三棱 10 g、莪术 10 g，10 剂。

三诊：2015 年 4 月 20 日，患者诉 4 月 13 日月经来潮，经量偏多，有血块，7 天净，余诸症缓解。治法：疏肝养血、补肾填精。处方：柴胡 6 g、白芍 15 g、党参 15 g、白术 15 g、茯神 12 g、女贞子 15 g、墨旱莲 20 g、生地黄 10 g、当归 10 g、川芎 6 g、合欢皮 20 g、佛手 10 g、甘草 6 g，10 剂。

四诊：2015 年 5 月 6 日，患者感乳房胀痛，入睡困难，大小便正常。予初诊方 10 剂。

如此经后期疏肝养血、补肾填精，经前期及经期疏肝理气、活血调经，治疗 3 月余，月经周期均为 35 ~ 45 天，经量中，诸症缓解，2015 年 7 月 25 日复查生殖激素均在正常范围。嘱调畅情志，予中成药六味地黄丸加逍遥丸巩固疗效。

按语：肝气郁滞，气滞日久则血瘀，故月经闭止、经色黯红有块；多产伤及肾气，故腰酸耳鸣；肝气郁滞，则乳房胀痛、精神抑郁；肝郁犯脾，则食欲欠佳；忧思日久则伤心脾，故失眠多梦；郁久化热，故舌红苔黄。该患者虚实夹杂，初诊以祛除实邪为主，予疏肝理气、活血调经。方中柴胡、郁金、玫瑰花疏肝理气，丹参、川芎、赤芍理气活血调经，夏枯草清肝火，党参、白术、茯神、合欢皮健脾安神，当归、鸡血藤养血行血，甘草调和诸药。二诊肝郁之征明显缓解，但血瘀仍滞于下焦，故感腰酸腹部刺痛，此时热象不显，故去夏枯草、玫瑰花、合欢皮，因闭经日久，故加用醋香附、红花疏肝理气、活血化瘀，三棱、莪术破瘀通经，川牛膝引药下行，药后冲任通畅，则经血自下。三诊经净后以补肾养血为主，四物汤补血行血，女贞子、墨旱莲补肾滋阴，党参、白术、茯神健脾益气安神、以培补后天，柴胡、合欢皮、佛手疏肝解郁安神，甘草调和诸药。之后予中药周期治疗，经后期疏肝养血、补肾填精，经前期及经期疏肝理气、活血调经，并配合情绪疏导，月经恢复正常，后予中成药巩固疗效。

医案二：王某，女性，26 岁，已婚。

初诊：1999 年 11 月 27 日。

主诉：人工流产术后半年经水未至。

现病史：半年前外院行人工流产，术后 3 个月月经未来潮，至我院妇科诊治，口服安宫黄体酮片 10 mg、每日 1 次，治疗 5 天，停药 7 天月经仍未潮。

刻诊：停经半年，腰背酸痛，足跟疼痛，头晕耳鸣，面部晦暗，胸闷疲惫，舌质淡、舌边有瘀点、苔薄白，脉沉涩。B 超提示子宫附件无异常。

西医诊断：人流术后继发性闭经。

中医诊断：闭经——肾虚血瘀型。

辨证分析：人流术后胞脉损伤，肾精亏虚，瘀血内阻胞宫。

治法：补肾温阳，化瘀调经。

处方：鹿角霜 15 g、杜仲 15 g、菟丝子 30 g、熟地黄 10 g、山茱萸 10 g、醋香附 12 g、当归 10 g、川芎 10 g、赤芍 15 g、郁金 20 g、益母草 30 g、川牛膝 30 g，10 剂。

二诊：1999 年 12 月 10 日，月经仍未来潮，腰背酸痛、足跟疼痛好转，偶有头晕耳鸣，面部晦暗、胸闷疲惫缓解，舌质淡、边有瘀点、苔薄白，脉沉涩。续用上方 10 剂。

三诊：1999 年 12 月 22 日，患者诉 12 月 18 日月经来潮，量极少，色黯，呈咖啡色，仅需用护垫即可。今日月经基本干净，偶有腰酸乏力、头晕耳鸣，面部晦暗，无胸闷，无背酸、足跟痛，舌质淡、边有瘀点、苔薄白，脉沉涩。上方去醋香附、赤芍、郁金、益母草、川牛膝，加女贞子15g、制何首乌15g、炙黄芪20g、续断10g，10剂。

四诊：2000年1月6日，偶有腰酸乏力，面部晦暗，头晕耳鸣未再发作，无胸闷，无背酸、足跟痛，舌质淡、边有瘀点、苔薄白，脉沉。予初诊方15剂。

五诊：2000年1月25日，患者1月20日月经来潮，色黯红，量较前稍增多，每日用卫生巾2片，4天净。予三诊方10剂。

连续服用3个月后随访观察半年，月经量明显增多，周期30～40天，无明显痛经。


按语：人工流产易致月经量少、闭经，甚至宫腔粘连，究其病因，为堕胎伤及肾中精气，胞宫、胞脉损伤，瘀血留滞，故补肾化瘀汤专为此病机而设。方中鹿角霜、菟丝子、杜仲温补肾阳；熟地黄、山茱萸滋补肾阴，以阳中求阴；当归、川芎、赤芍养血活血；醋香附、郁金行气开郁，活血调经；益母草、川牛膝活血化瘀通经。诸药合用能使精充血足，瘀祛郁舒，冲任通达，则经自调。待月经来潮后，以中药人工周期调理月经，经后期补肾填精，滋阴养血；经前期补肾益气，活血通经。

## 9. 多囊卵巢综合征

医案一：蔡某，女性，15岁，学生。

初诊：2014年11月10日。

主诉：月经错后3年。

现病史：患者12岁月经初潮，至今仍月经错后，30～60天一行，经量中等、有血块、色黯红，经期少腹胀痛。

刻诊：两颊痤疮，偶有腰酸、耳鸣，食欲尚可，睡眠安，大小便正常。舌质淡、苔薄白，脉沉弦。

既往史：既往体健，否认药敏史。

辅助检查：生殖激素检查示促黄体生成素/卵泡刺激素＞3，

睾酮 1.81 nmol/L；子宫附件 B 超未见明显异常。

西医诊断：多囊卵巢综合征。

中医诊断：月经后期——肝郁肾虚型。

辨证分析：患者先天肾气不足，正值学业繁重，肝气不舒，冲任不能按时满盈，故月经错后。腰为肾之外府，耳为肾之窍，肾虚故腰酸、耳鸣；颊部、少腹为肝经循行之处，肝气郁结则两颊痤疮、经期少腹胀痛；舌苔脉象均为肝郁肾虚之征。

治法：补肾填精、疏肝理气。

处方：熟地黄 100 g、山茱萸 100 g、泽泻 100 g、山药 150 g、茯苓 100 g、甘草 100 g、天花粉 150 g、何首乌 150 g、黄精 150 g、枸杞子 150 g、女贞子 150 g、柴胡 100 g、郁金 150 g、香附 100 g、丹参 200 g、酒川芎 100 g、炒赤芍 100 g、茺蔚子 120 g、炒当归 100 g、生地黄 100 g、党参 200 g、白术 120 g、薏苡仁 200 g、藿香 100 g、芦根 200 g、蒲公英 300 g、夏枯草 150 g、天葵子 100 g、紫花地丁 300 g、木香 60 g、砂仁 90 g、佛手 100 g、葛根 150 g、炒芥子 150 g、栀子 120 g、麦冬 100 g、阿胶 100 g、鳖甲胶 100 g、黄明胶 100 g、紫河车 30 g，制膏服用。

二诊：2014 年 3 月 5 日，患者月经周期缩短至 30 ~ 40 天，痛经、痤疮、腰酸好转，复查生殖激素未见异常。

按语：多囊卵巢综合征是青春期、育龄期妇女常见的疾病。临床特征多见月经不调、排卵障碍性不孕、多毛、黑棘皮症和卵巢多囊样改变等。传统医学对此病没有专篇论述所以根据临床特征将其分别归属于"月经过少""闭经""不孕""滑胎""癥瘕"等范畴。现代中医对多囊卵巢综合征的病因病机多从肝、脾、肾三脏论述，病机为本虚标实，脾虚、肾虚为本，肝郁、痰湿、瘀血为标。该患者以肾虚治拟补肾填精、疏肝理气。全方中用六味地黄丸加何首乌、黄精、枸杞子、女贞子、当归、生地黄补肾滋阴养血；紫河车乃血肉有情之品，能滋肾益精血；柴胡、郁金、佛手、香附疏肝理气活血；葛根、炒芥子乃治疗多囊卵巢综合征专药；党参、白术、薏苡仁益气健脾以助运化；麦冬养心安神；木香、砂仁、丹参、酒川芎、炒赤芍理气活血调经；蒲公英、夏枯草、紫花地丁、栀子清热，天花粉乃治疗痤疮专药；芦根、藿香化湿，以防服用膏方期间湿热困脾。

医案二：胡某，女性，25 岁。

初诊：2014 年 11 月 17 日。

主诉：月经稀发 3 年。

现病史：月经稀发 3 年，经量少，有血块，色黯红，经期小腹刺痛。

刻诊：备孕 1 年余未孕，偶有腰酸，食欲尚可，入睡困难，大小便正常。舌淡暗有瘀点、苔薄白，脉沉涩。

既往史：既往多囊卵巢综合征病史，否认药敏史，生育史 0-0-3-0。

辅助检查：生殖激素检查示睾酮 1.45 nmol/L；子宫附件 B 超示双侧卵巢多囊样改变。配偶精液常规未见异常。

西医诊断：多囊卵巢综合征、继发不孕。

中医诊断：月经后期、不孕——肾虚血瘀型。

辨证分析：患者数次堕胎，伤及肾气、胞脉瘀阻，冲任不能按时满盈，故月经稀发；肾气不足、胞脉瘀阻故经血量少、有血块、经期小腹刺痛。腰为肾之外府，肾虚故腰酸，舌苔脉象均为肾虚血瘀之征。

治法：补肾填精、活血化瘀。

处方：熟地黄 100 g、山茱萸 100 g、泽泻 100 g、山药 200 g、茯神 150 g、甘草 100 g、何首乌 150 g、黄精 150 g、枸杞子 150 g、女贞子 150 g、葛根 200 g、炒芥子 150 g、蒲公英 300 g、夏枯草 150 g、

党参 200 g、白术 100 g、薏苡仁 300 g、木香 100 g、砂仁 90 g、佛手 100 g、丹参 300 g、红花 100 g、桃仁 60 g、酒川芎 100 g、炒赤芍 100 g、白芍 100 g、鸡血藤 300 g、藿香 100 g、桂枝 30 g、仙茅 100 g、淫羊藿 100 g、紫花地丁 300 g、栀子 130 g、远志 60 g、合欢皮 200 g、麦冬 100 g、阿胶 50 g、鳖甲胶 100 g、鹿角胶 100 g、黄明胶 100 g、紫河车 30 g，制膏服用。

服膏方后 2 个月予自然受孕，2015 年 11 月顺产 1 子。

按语：多囊卵巢综合征是一种体质异同性、临床表现多样性及病因复杂性的女性生殖内分泌紊乱综合征。肾藏精，主生殖，五行属水，为天癸化生之源。《黄帝内经》云："人始生，先成精。盖精者，先天之胚胎，生生之种子也。"肾主生殖，为先天之本，种子必先调经。传统医学认为女子肾气－天癸－冲任－胞宫生理功能的正常运行，肾精方可化生天癸，脏腑气血资助冲任，使血海按时满盈，按时下泄，孕育子嗣。全方中用六味地黄丸加二仙汤、何首乌、黄精、枸杞子、女贞子补肾填精、益气养血；紫河车乃血肉有情之品，能滋肾益精血；葛根、炒芥子乃治疗多囊卵巢综合征专药；党参、白术、薏苡仁益气健脾以助运化，远志、合欢皮、麦冬养心安神；木香、砂仁、佛手、丹参、酒川芎、炒赤芍理气活血调经；蒲公英、夏枯草、紫花地丁、栀子清热，芦根、藿香化湿，以防服用膏方期间湿热困脾。精血充足，冲任畅通，胎孕乃成。

## 10. 高泌乳素血症

医案：王某，女性，22 岁。

初诊：2021 年 8 月 30 日。

主诉：月经稀发 1 年。

现病史：月经稀发 1 年，经量偏少，色淡红，经期小腹隐痛，2021 年 4 月 28 日（经期第 3 天）查子宫附件 B 超示双侧卵巢多囊样改变；生殖激素：促卵泡生成素 5.91 mIU/mL、促黄体生成素 17.55 mIU/mL、雌二醇 203.5 pmol/L、睾酮 2.05 nmol/L、孕酮 0.57 ng/mL、泌乳素 20.33 ng/mL。诊断为多囊卵巢综合征，予达英-35 治疗 3 个月，8 月 1 日复查生殖激素：促卵泡生成素 5.52 mIU/mL、促黄体生成素 13.05 mIU/mL、雌二醇 112.8 pmol/L、睾酮 1.55 nmol/L、孕酮 0.78 ng/mL、泌乳素 164.7 ng/mL。末次月经 2021 年 8 月 26 日，8 月 30 日复查血清泌乳素 171.3 ng/mL。

刻诊：工作繁忙，经常熬夜至凌晨，时有乳胀，善太息，乏力，头晕眼花，食欲欠佳，多梦眠浅，大小便正常。舌淡、苔薄，脉细弦。

既往史：既往多囊卵巢综合征、乳腺增生病史，否认药敏史，生育史 0-0-0-0。

西医诊断：多囊卵巢综合征、高泌乳素血症。

中医诊断：月经后期——肝郁血虚型。

辨证分析：患者工作压力大，肝郁气滞，熬夜日久，耗气伤阴，精血亏虚，则月经后期、量少，色淡红；舌苔脉象均为肝郁肾虚之征。

治法：疏肝理气、养血填精。

处方：柴胡 5 g、白芍 15 g、太子参 15 g、白术 15 g、茯神 12 g、麦冬 10 g、炒麦芽 30 g、橘核 10 g、首乌藤 30 g、女贞子 15 g、墨旱莲 20 g、珍珠母 15 g、熟地黄 10 g、佛手 10 g，10 剂。

二诊：2021 年 9 月 13 日，患者乏力、头晕眼花好转，食欲一般，夜眠可，上方去女贞子、墨旱莲，加当归 10 g、鸡血藤 30 g、山楂 10 g，10 剂。

三诊：2021 年 9 月 25 日，患者月经未来潮，感乳胀，纳眠可，上方去珍珠母、首乌藤，加川芎 10 g、醋香附 10 g、赤芍 10 g，7 剂。

四诊：2021 年 10 月 4 日，患者 9 月 27 日月经来潮，经量稍增多，6 天净，续予初诊方，如此中药周期治疗 3 个月，治疗期间患者月经基本规律，11 月 30 日复查生殖激素（月经第 2 天）示促卵泡生成素 5.56 mIU/mL、促黄体生成素 5.89 mIU/mL、雌二醇 105.77 pmol/L、睾酮 1.09 nmol/L、孕酮 0.34 ng/mL、泌乳素 20.33 ng/mL。

按语：针对高雄激素血症，现代医学一般采用达英 -35 降低雄激素治疗，该患者达英 -35 治疗 3 个月后，雄激素基本正常，但泌乳素明显升高，停药 1 个月仍继续升高。笔者调经习惯采用中药周期治疗，虽然患者无肾虚之证，但精血同源，血虚者必有精亏，故经净之时，以白芍、熟地黄、女贞子、墨旱莲、麦冬养血滋阴，补肾填精，柴胡、佛手疏肝理气，太子参、白术健脾益气生血，炒麦芽、橘核理气散结，茯神、首乌藤健脾养血安神，珍珠母重镇安神，诸药合用，共奏疏肝理气、养血填精之功。二诊时为经前期，去女贞子、墨旱莲，加当归、鸡血藤补血行血，使补而不滞，山楂健胃消食。三诊时睡眠转佳，故去珍珠母、首乌藤，月经将届，加川芎、醋香附、赤芍疏肝理气、活血调经。如此治疗 3 个疗程，则精血充足，冲任畅通，血海按时满盈，故月经如期而至。

**1.胎动不安**

医案：饶某，女性，27 岁，职员。

初诊：2015 年 2 月 3 日。

主诉：停经 50 天，下腹不适 2 天，阴道出血 3 小时。

现病史：患者停经 50 天，一周前 B 超提示"宫内早孕"，昨日感下腹不适，伴腰酸痛，3 小时前出现阴道少量出血，血色深红，无肉样组织排出。

刻诊：喜食辛辣，近日感心烦、口渴，失眠多梦，大便秘结，小便短黄，舌质红、苔薄黄，脉滑稍数。

既往史：既往体健，否认药敏史，生育史 0-0-0-0。

西医诊断：先兆流产。

中医诊断：胎动不安——血热型。

辨证分析：该患者素喜食辛辣之品，孕后血热更甚，心烦、口渴、便秘均为一派热象，故辨为血热型。

治法：清热凉血，固冲安胎。

处方：生地黄 10 g、黄芩炭 10 g、白芍 10 g、山茱萸 10 g、菟丝子 20 g、墨旱莲 15 g、山药 15 g、党参 15 g、茯神 15 g、地榆炭 15 g、甘草 6 g。7 剂，早晚水煎服。

服药后未再复诊，半个月后电话随访诉诸症缓解。

按语：热伤冲任，迫血妄行，损伤胎气，而致腰酸腹痛，胎动下坠，阴道少量出血，血色深红；热扰心神故失眠多梦；热伤津液，故口渴喜冷饮，便秘溲黄、舌苔脉象均为血热之证。虽辨为血热型，但胎动不安之证，仍需加用补肾固冲安胎之剂，方中以生地黄、黄芩炭、地榆炭、墨旱莲清热凉血止血，菟丝子、山茱萸固肾安胎，党参、白芍、山药益气养血，茯神安神，甘草调和诸药。

2. 滑胎

医案：于某，女性，31岁，教师。

初诊：2015年6月1日。

主诉：停经47天，下腹痛伴阴道出血2天。

现病史：患者既往月经规律，2015年4月14日末次月经，行经如常。停经37天时自测尿妊娠试验阳性，昨日劳累后出现下腹坠痛，伴腰酸，阴道少许出血，色淡暗，有血块，今查子宫附件B超提示"宫内早孕，活胎"。

刻诊：平素感头晕、偶有耳鸣，现晨起感恶心，夜尿频，食欲尚可，夜眠一般，大小便正常。舌质淡、苔薄，脉沉涩稍滑。

既往史：既往体健，否认药敏史，生育史0-0-2-0，2次胚胎停育史。

西医诊断：复发性流产、先兆流产。

中医诊断：滑胎、胎动不安——肾虚血瘀型。

辨证分析：患者停经后下腹痛、阴道出血，既往2次胚胎停育史，感头晕、耳鸣，夜尿频多，舌脉象均为肾虚血瘀之证，故辨为肾虚血瘀型。

治法：补肾益气、化瘀安胎。

处方：菟丝子15 g、桑寄生15 g、杜仲10 g、续断15 g、女贞子15 g、墨旱莲20 g、仙鹤草15 g、砂仁（后下）6 g，太子参10 g、黄芩炭10 g、当归10 g、鸡血藤15 g、甘草6 g。7剂，水煎服。

按语：胎动不安在临床上较为常见，始见于《脉经》，其中卷九记载："妇人有胎腹痛，其人不安。"其临床表现以妊娠期出现腰酸腹痛，胎动下坠，或伴有阴道出血等，中医将其又称之为胎气不安、胎动不安，西医学中将其称之为先兆早产、先兆流产。中医治疗本病以"安胎"为大法。该患者素禀肾气不足，又逢二次胚胎停育，堕胎后更伤及肾气，且胞脉有瘀，肾虚冲任不固，胎失所系，以致胎动不安，故下腹坠痛、腰酸、阴道出血。以菟丝子、桑寄生、杜仲、续断补肾益气安胎，女贞子、墨旱莲补肾益阴凉血，太子参补气，黄芩炭凉血止血，砂仁理气止呕，同时加用当归、鸡血藤补血行血、化瘀安胎，遵"有故无殒"之义，诸药合用共奏补肾益气、化瘀安胎之功。

### 3. 妊娠合并淋证

医案：宋某，女性，35岁。

初诊：患者因"孕5个月，尿频尿急尿痛反复1个月"于2020年8月27日就诊。患者1个月前因至外地旅游并憋尿后出现尿频、尿急、尿痛，查尿常规示：隐血（+），白细胞（+++），白细胞酯酶（++），红细胞计数23个/μL，白细胞计数252个/μL，产科B超无殊，予头孢曲松钠针治疗1周，症状稍缓解后，劳累后复发。

刻下：尿频、尿急，手足心热，双眼干涩，眼分泌物增多，烦躁不安，腰酸，无恶寒发热，夜寐欠安，纳可，大便调，舌质暗红、苔薄黄，脉细滑。

西医诊断：妊娠合并尿路感染。

中医诊断：子淋。

证属：肝肾阴虚，湿热下注。

治以：滋补肝肾，清热利湿。

选方：知柏地黄汤加减。

处方：知母10 g、黄柏15 g、熟地黄15 g、怀山药15 g、山茱萸肉10 g、丹皮15 g、茯神15 g、泽泻15 g、女贞子15 g、墨旱莲15 g、枸杞子15 g、菊花30 g、白花蛇舌草30 g、陈皮10 g、鱼腥草30 g、车前草15 g、柴胡10 g、萹蓄10 g，7剂，每日1剂，常规水煎，分两次早晚餐后温服。嘱保持心情愉快，避免劳累。

二诊：2020年9月6日，诉尿频、尿急、尿痛明显减轻，双眼干涩好转，仍感腰酸，夜寐欠安。处方：原方基础上加炒酸枣仁10 g、桑寄生15 g、续断15 g、五味子5 g，7剂。

三诊：2020年9月14日，继以知柏地黄丸口服巩固疗效，1周后随诊，患者痊愈。

按语：尿路感染属中医淋证范畴，本案患者因湿热下注膀胱，气化失司，故见尿频、尿急、尿痛诸症。《诸病源候论·淋病诸候》提出"诸淋者，由肾虚而膀胱热故也"，反复尿路感染，多有过用清热利水通淋药物之嫌，日久则阴伤更重，而此时纯投滋阴之品，又恐湿热之邪胶着难化，唯有清热利水通淋与滋补肝肾二法同用，本方既能疏泄下焦之湿热浊邪，又能滋阴润燥，补益肝肾真阴，正切合病机，清热利湿的同时滋养肝肾，诸药配合，则水湿去，邪热清，阴血复，诸症自解。

本案方用知柏地黄汤加减：熟地黄滋肾阴，山茱萸肉滋肾益肝，山药滋肾补脾，泽泻泻肾降浊，丹皮泻肝火，茯神健脾安神，知母、黄柏清肾中伏火，共凑滋阴降火之功；女贞子、墨旱莲、枸杞子有加强地黄汤补肝肾之阴的作用；车前草、萹蓄清利下焦湿热，柴胡舒畅气机；全方共凑滋补肝肾、清热利湿兼以疏肝理气之效，攻补兼施，补阴而不留湿，去湿而不伤阴，补虚而不留邪，驱邪而不伤正。全方符合肝肾阴虚、湿热下注之基本病机。二诊时患者尿频尿急症状明显减轻，但有腰酸，辅以桑寄生、续断滋补肝肾，五味子、炒酸枣仁宁心安神。三诊时尿频、尿急等症状已消失，继以知柏地黄丸口服滋肾养血、清热养阴巩固疗效。

笔者认为尿路感染属于本虚标实，"正气存内，邪不可干"，治疗时要标本兼顾，扶正祛邪，且需巩固疗效以避免复发，治法多以滋补肝肾，清热利湿为基本原则；同时反复强调治疗过程中辨证论治的重要性，不可拘泥于一方，须依据患者证候酌情加减，同时笔者也常叮嘱此类患者避免憋尿，如不慎尿路感染，必须及时、规律、彻底治疗，以避免感染迁延难愈。

# 第三节 产时产后病

## 1. 产后缺乳

**医案：** 夏某，女性，33 岁，职员。

**初诊：** 2020 年 10 月 23 日。

**主诉：** 顺产后乳汁不足 2 月余。

**现病史：** 患者于 2020 年 8 月 22 日顺产一女，产后琐事繁多，心情不佳，喂养期间感乳汁量渐少，恶露已净，感腰酸，胃纳欠佳，夜寐不安，大便 2～3 日一解，质硬，舌质淡红、边齿痕、苔薄白，脉细弦。

**西医诊断：** 产后缺乳。

**中医诊断：** 缺乳——肝郁脾虚证。

**辨证分析：** 素体脾胃虚弱，气血亏虚，乳汁化生不足，产后情志不遂，肝失调达，气机不畅，致乳络不通，乳汁运行不畅，故而缺乳。

**治拟：** 疏肝健脾，养血下乳。

**选方：** 自拟疏肝健脾通乳方。

**处方：** 黄芪 15 g、党参 15 g、当归 10 g、川芎 10 g、麦冬 10 g、桔梗 6 g、柏子仁 10 g、柴胡 10 g、郁金 15 g、白芍 10 g、王不留行 10 g、羊乳 12 g、漏芦 10 g、通草 6 g、苏叶 6 g、甘

草 6 g，5 剂。

二诊：2020 年 10 月 29 日，投上方药后乳汁较前稍增多，大便仍难解，夜寐一般。

处方：原方去白芍，加生地黄 10 g、决明子 30 g、合欢皮 20 g、炒酸枣仁 10 g。

三诊：2020 年 11 月 7 日，患者服上方后大便好转，日解一次，夜寐好转，偶感乳胀痛。

处方：原方去党参、桔梗、羊乳，加丝瓜络 10 g、香附 10 g、路路通 10 g、白花蛇舌草 30 g。

嘱其注意休息，调节情志，合理饮食。


按语：缺乳是指产妇分娩后乳腺分泌乳量极少或全无，不能满足婴儿喂养需要，影响新生儿身体发育，临床通常选择药物治疗，催产素通过刺激机体垂体前叶，释放泌乳素，从而提高乳汁分泌量，但是促乳能力较弱，笔者认为缺乳的主要病机是产妇产后元气大伤，气血亏虚、肝郁气滞以及乳络闭塞，导致乳汁分泌不足，治疗应以疏肝解郁、益气补血为主，笔者善用自拟疏肝健脾通乳方，由多种中药配伍而成，可以益气补血，而且中药可以维持各种成分的天然状态，不良反应较小。

笔者认为乳汁由气血津液化生，资于冲任。若气血亏虚，津液不足，则致乳汁减少或不足；或七情所伤，肝气郁结可致乳脉不行而缺乳。宋·陈自明《妇人大全良方·产后乳少或止方论》谓："妇母乳汁，乃气血所化，若元气虚弱，则乳汁短少，初产乳房欣胀，此乳未通……若累产无乳，此内亡津液。"金·张子和《儒门事亲·卷五》云："妇人本生无乳者不治，或因啼哭悲怒郁结，气溢闭塞，以致乳脉不行。"《三因极一病证方论》云："产妇有二种乳脉不行。有气血盛而壅闭不行者；有血虚气弱，涩而不行者。虚当补之，盛当疏之。"故气血亏虚，肝郁气滞，乳络闭塞为缺乳的主要病机。

一诊方中黄芪、党参益气健脾，当归、川芎、白芍养血行血，麦冬、羊乳养阴生津，桔梗、通草利气通络，柴胡、郁金疏肝解郁，白芍之酸寒入肝脾血分补脾阴而敛肝气；柏子仁养心安神、润肠通便，王不留行、漏芦通络下乳，苏叶开胃益脾入气分兼入血分，甘草调和诸药。二诊加生地黄、决明子养阴润肠，合欢皮、炒酸枣仁宁心安神。三诊加丝瓜络、香附理气通络，路路通、白花蛇舌草清热解毒通络。

### 2. 产后恶露不绝

医案：吕某，女性，33 岁，工人。

初诊：2020 年 7 月 8 日。

主诉：产后 2 月余，阴道流血未净。

现病史：既往月经规则，初潮 12 岁，经期 6～7 天，周期 27～31 天，量中，无痛经，末次月经 2019 年 7 月 19 日。已婚，生育史 1-0-1-1。2020 年 4 月 28 日顺产 1 子，产后恶露淋漓不净，色黯红，量时多时少，偶感下腹不适，腰酸，母乳喂养，乳汁量少，乏力，胃纳可，夜寐欠安，二便调。查子宫附件 B 超提示：宫腔残留物（子宫大小约为 65 mm×55 mm×48 mm，宫腔残留物大小约 25 mm×18 mm×10 mm，未见明显血流信号），舌质暗红、边齿痕、苔薄黄稍腻、脉细稍涩。

西医诊断：晚期产后出血、产后子宫复旧不全、宫腔残留。

中医诊断：产后恶露不绝病——气虚血瘀证。

辨证分析：产后气虚统摄无权，瘀血阻滞冲任，新血不得归经，则恶露过期不止，瘀血内阻，不通则痛，故下腹隐痛，瘀滞腰府，故见腰酸，气血虚弱，濡养失司，故见乏力，乳汁化源不足，故见乳汁量少。

治法：活血化瘀，益气生新，凉血止血。

选方：生化汤合脱花煎加减。

处方：当归 12 g、川芎 15 g、桃仁 6 g、益母草 30 g、蒲黄（包煎）10 g、五灵脂 10 g、炮姜 6 g、夜交藤 30 g、大血藤 30 g、肉桂 6 g、车前子 10 g、香附 10 g、水蛭 3 g、甘草 6 g、天花粉 15 g、黄芪 15 g、党参 15 g、通草 10 g、漏芦 10 g，7 剂，一日一剂，分两次，常规水煎服。

二诊：2020 年 7 月 15 日，患者服药后有肉样物及较多血块排出，现阴道少许褐色分泌物，奶量稍增多，仍感乏力，夜寐一般，复查子宫附件 B 超示宫腔残留物（子宫大小约为 53 mm×45 mm×35 mm，宫腔残留物大小约 20 mm×13 mm×8 mm，未见明显血流信号）。

前方去肉桂、桃仁、蒲黄、五灵脂，加蜈蚣 2 条、土鳖虫 10 g、改益母草 40 g、黄芪 20 g、党参 20 g，继服 7 剂。

三诊：2020 年 7 月 23 日，患者服药后有血块样物排出，现阴道少许暗红色血，夜寐欠安。

复查子宫附件 B 超示宫腔残留物（子宫大小正常，宫腔残留物大小约 10 mm×8 mm×5 mm，未见明显血流信号）。

前方去车前子、炮姜、天花粉，加仙鹤草 15 g、藕节炭 10 g、绵马贯众 9 g、蒲公英 30 g、炒酸枣仁 15 g，改当归 10 g、川芎 10 g、水蛭 2 g、蜈蚣 1 条，继续服用 7 剂。

四诊：2020 年 8 月 1 日，患者服药后恶露已净，复查子宫附件 B 超示未见明显异常。夜寐好转，奶量增多，无乏力等不适。

按语：产后恶露不绝，指产后血性恶露持续 10 天以上，仍淋漓不净者，相当于现代医学的"晚期产后出血"。《胎产指南》曰："产后恶露不止，因冲任损伤，气血虚惫，旧血未尽，新血不敛，相并而下。"分娩时太过用力，或素体气虚、产后操劳等，均可导致产后气虚，冲任不固，阴血下注，恶露不绝，临床可见产妇神疲乏力、少气懒言。《妇人大全良方》论："分解之时，恶血不尽，在于腹中，而脏腑挟于宿冷，致气血不调，故令恶露淋沥不绝也。"产后胎衣胎膜残留，或七情所伤、气机不畅，或产后感寒、血为寒凝，或产后气虚、无力行血，均可导致血行不畅，瘀阻冲任，旧血不去，新血难安，溢于脉外，恶露不绝，临床可见产妇舌紫黯有瘀点或舌下络脉瘀紫，脉涩。此外，恶露淋漓日久，耗伤气阴，体虚羸弱，易感湿热邪毒，临床可见产妇恶露臭秽、腹痛不适。

笔者临床经验丰富，谨守病机，对证论治，临床获效颇佳。此例产后恶露不绝，乃气虚不固，瘀阻冲任而致，笔者采用活血化瘀，益气生新，凉血止血治疗，予生化汤合脱花煎加减，方中予当归、川芎、益母草活血化瘀，桃仁破血逐瘀，蒲黄、五灵脂化瘀止血、止血不留瘀，炮姜、肉桂温经通络，夜交藤、炒酸枣仁宁心安神，大血藤、蒲公英、绵马贯众清热解毒，车前子清热通利，香附理气活血，水蛭、土鳖虫、蜈蚣化瘀消癥，甘草调和诸药，天花粉养阴生津，党参、黄芪益气健脾，通草、漏芦痛经下乳，仙鹤草、藕节炭收敛止血。

### 3. 产后发热

医案：程某，女性，30 岁，医务人员。

初诊：2019 年 12 月 28 日。

主诉：剖宫产术后 4 天，发热 2 天。

现病史：患者 2019 年 12 月 24 日本院行剖宫产术，过程顺利。术后第 3 天开始发热，最高达 39.3℃，已使用抗生素抗感染治疗，效果不明显。

刻诊：肛门已排气，全身酸楚，汗多，咽部不适，咽干口渴，乳汁量中，双乳不胀，胃纳睡眠一般，术后大便未解，小便正常。

既往史：既往体健，否认药敏史。

辅助检查：心脏听诊无殊，双肺呼吸音粗，未及啰音，双乳不胀、乳汁分泌畅。腹部切口对合齐，宫底脐下2指，无压痛，恶露量少、色红、无异味。血常规：血红蛋白102 g/L，中性粒细胞百分比85.1%；hs-CRP 56.9 mg/L；胸部CT示右肺上叶少许炎症，两侧胸腔少量积液；呼吸道病毒感染抗体谱、甲型流感病毒抗原阴性；尿常规、子宫附件B超、切口B超未见明显异常。

西医诊断：剖宫产术后、肺炎。

中医诊断：产后发热——风热犯肺证。

辨证分析：患者剖宫产术后，产后多虚多瘀，起居不慎，极易外感，风热之邪犯肺，肺卫受邪，卫气抗邪则发热。

治法：清热利咽、解表退热、益气固表。

处方：金银花30 g、连翘15 g、黄芩10 g、淡竹叶10 g、荆芥9 g、炒牛蒡子10 g、生地黄10 g、芦根30 g、大青叶30 g、薄荷（后下）10 g、菊花30 g、黄芪15 g、炒白术10 g、陈皮5 g、通草6 g、漏芦15 g，3剂。

二诊：2019年12月31日，患者诉二剂后体温恢复正常，汗出明显减少，舌质红、苔薄黄，脉浮滑。嘱避风寒、调情志、清淡饮食，注意调护。观察3天体温正常遂出院。

按语：患者剖宫产术后，产后多虚多瘀，起居不慎，极易外感，风热之邪犯肺，肺卫受邪，卫气抗邪则发热；营卫不和，故全身酸楚；风热犯于咽喉，故咽部不适；热伤津液，故咽干口渴；舌脉象均属风热犯肺证。治予清热利咽、解表退热，方中予金银花、连翘、菊花辛凉透表、清热解毒、芳香避秽，黄芩、大青叶清肺热，荆芥解表散邪、防治凉遏太重，薄荷、炒牛蒡子疏散风热、解毒利咽，生地黄、芦根、淡竹叶清热凉血生津，黄芪、炒白术、陈皮健脾益气固表且可防寒凉伤胃，通草、漏芦通乳。诸药合用，共奏清热利咽、解表退热、益气固表之功。辛凉之中配伍少量辛温之品，既有利于透邪，又不悖辛凉之旨，体现"治上焦如羽，非轻莫举"的用药原则，为治疗产后发热的典型案例。

## 4. 产后腰痛

医案：李某，女性，28 岁。

初诊：2020 年 7 月 9 日。

主诉：腰酸、腰痛 2 天。

现病史：剖宫产术后 77 天，恶露已净，腰酸、腰痛 2 天。

刻诊：腰部、酸痛，身体困重，偶有心烦，舌质暗红、苔薄黄稍腻，脉细弦滑。既往体健。生育史 1-0-0-1。

西医诊断：腰痛。

中医诊断及证型：腰痛病——湿热犯腰证。

辨证分析：产后失血耗气，百脉空虚，腠理不密，湿热邪气乘虚内侵，壅于腰部。

治法：清热利湿，舒筋活络。

处方：麸炒苍术 10 g、麸炒薏苡仁 30 g、石菖蒲 6 g、大血藤 30 g、忍冬藤 30 g、炒党参 20 g、芦根 30 g、槲寄生 12 g、秦艽 12 g、黄柏 10 g、甘草 6 g、广藿香 10 g、紫花地丁 30 g、麦冬 9 g、独活 9 g、鹿角霜 10 g、通草 5 g，5 剂，一日一剂，分两次，常规水煎服。

二诊（2020 年 7 月 14 日）：服上药后腰酸腰痛好转，舌质红、苔薄黄腻，脉细弦。

继服前方 5 剂。

一周后门诊随访，诉已痊愈。

按语：该患者产后血气亏虚，加之夏季天气湿热，内外因素交互影响，导致腰酸、腰痛，辨证明确属湿热。方以加味二妙散进行治疗，苍术、黄柏、薏苡仁清利下焦湿热，忍冬藤、紫花地丁、秦艽、芦根清热生津除烦，石菖蒲、藿香利湿通达气机，槲寄生、独活、麦冬、鹿角霜滋阴补肾活血通络，加上甘草调和诸药。诸药合用，寓攻于补，攻补兼施，使湿热去而不伤正，则诸证自愈。

5. 乳腺炎

医案：陈某，女性，26岁，工人。

初诊：1999年9月3日。

主诉：产后11日，乳房肿痛2日。

现病史：患者为初产妇，顺产9日婆媳吵架后出现两侧乳房肿胀疼痛，皮肤红，伴高热、寒战，体温最高达39.6℃。

刻诊：舌质红、苔薄黄腻，脉弦细数。便秘、纳呆。

体格检查：两侧乳房皮肤红肿，可扪及包块，体温39℃。

辅助检查：白细胞计数为 $13 \times 10^9/L$，hs-CRP 163 mg/L。

西医诊断：急性乳腺炎。

中医诊断：乳痈——肝郁化热型。

辨证分析：肝气瘀滞，乳汁淤堵不通，郁而化热，证属肝经郁热，瘀热互滞，乳络阻塞。

治法：疏肝理气，清热解毒，行瘀散结。

选方：消痈汤加减。

处方：柴胡、青皮、王不留行、白芷、苍术各10 g，蒲公英、银花各30 g，赤芍、连翘各15 g，全瓜蒌20 g，焦六神曲12 g，炮穿山甲（先煎）、甘草各6 g，5剂。另予头孢拉啶胶囊0.5 g，每日3次口服。

二诊：1999年9月8日，患者临床症状、体征消失，血常规检查恢复正常，嘱调畅情志，排空乳房，忌食辛辣动火之品。

按语：急性乳腺炎是乳房急性化脓性感染，常发生于产后

1～3周的哺乳期妇女，尤其是初产妇多见。其病因主要是乳头皲裂、乳汁淤积，细菌入侵。致病菌以金黄色葡萄球菌为主。患者常表现为乳房肿块压痛，皮肤红热，严重者出现高热、寒战等全身症状，不及时诊治可在数天内软化形成脓肿，并发败血症等。本病属中医学"乳痈"范畴。中医认为乳头属肝，乳房属胃，足厥阴肝经布于两胁，若平素情志抑郁，加产后体虚，饮食不节，致肝气郁结，胃热壅盛，可使行乳不畅，气滞血瘀，热毒内蕴而成痈。故治疗重在疏肝理气、清热解毒、行瘀散结。药用柴胡、青皮疏肝理气；蒲公英清热解毒散结，《本草备要》有"专治乳痈疗毒"记载；配以银花增强清热解毒之效；全瓜蒌、浙贝母、白芷清热散结，消痈止痛；皂角刺解毒消肿；炮穿山甲则行散瘀滞，散结消肿，《本草纲目》谓本品"善窜能行瘀，通经络达病所"；王不留行活血化瘀，通乳消肿；生甘草解毒调和诸药。合之共奏疏肝理气，清热解毒，行瘀散结之功。

# 第四节　带下病

带下病是妇女四大疾病之一，带下病有广义和狭义的不同，前者泛指妇科的经、带、胎、产等病变，不属本文讨论范围，后者专指阴道内分泌物增多，色泽异常，质地或稀或稠，或有特殊气味，或伴有一定症状而言，本文主要讨论后者。根据带下的色泽和伴有的症状，临床上常分为白带、黄带、赤带、黑带、青带、五色带等不同名称，其中以白、黄、赤多见，五色带多是阴道和胞宫内久生恶疮之候，为难治之证。笔者临床上根据病因，带下病主要可以分为以下几种：

（1）湿热下注：带下色黄或黄白相兼，质稠黏腻，有腥臭味，伴随腰酸下坠，尿黄，口渴烦热，脉弦滑数，苔黄腻。治疗以清热利湿，升清化浊，可用经验方清肝化湿汤。

（2）脾失健运：带下色白或淡黄，无臭，量多质稀如水，绵绵不断，面色苍白或萎黄，四肢不温，甚则两足浮肿，纳差便溏，舌质淡、苔薄白，脉缓弱。治疗以健脾、升阳、除湿为主，佐以疏肝解郁之品，可用《傅青主女科》之完带汤加味。

（3）肾气亏虚：本证有阳虚与阴虚之分。阳虚者带下色白量多，清冷质稀如水，淋漓不绝，小便清长，伴腰酸如折，小腹冷痛，夜尿频，舌质淡，脉沉迟。阴虚者带下或多或少，色黄或赤白相兼，或伴有阴痒，甚至有阴中灼热感，心烦失眠，口干耳鸣，潮热盗汗，腰膝酸软，舌红、苔少脉细数。治疗上，肾阳虚者宜温肾扶阳，固涩止带，方用内补丸加减。肾阴虚者宜壮水以制火，可用知柏地黄丸加减。

（4）湿毒内侵：带下色黄如脓，或浑浊如米泔，或如豆腐渣，或混有血液，臭秽难闻，阴部灼热瘙痒，或伴腹痛腰酸下坠，小便赤涩，口干口苦，舌红、苔黄，脉弦或滑数。治以清热、解毒、除湿，可选五味消毒饮或龙胆泻肝汤加减。

医案一：陈某，女性，28 岁，公务员。

初诊：2020 年 10 月 18 日。

主诉：带下量多伴腰酸半年余。

现病史：半年来患者时有腰酸下坠，白带量多、色白、质稀如涕，平素久坐，腰酸加重，坐立难忍，需平卧缓解，遇天冷或劳累病情加重。伴有痛经史，经行少腹剧痛，得热痛减，不思饮食，睡眠多梦，气短乏力，睡醒即感无力，四肢沉重。舌质淡胖、边齿痕、苔薄白，脉沉细略滑。既往慢性盆腔炎病史。妇科检查：阴道壁无充血，白带量多、色白如涕，宫颈轻糜，子宫附件区无明显压痛。白带常规未见明显异常。

西医诊断：慢性盆腔炎。

中医诊断：带下病——白带。

辨证：脾肾两虚，冲任受损，湿蕴下焦。

治法：健脾益肾，除湿止带。

处方：党参 12 g、白术 10 g、炒苍术 10 g、麸山药 30 g、炒白芍 10 g、陈皮 6 g、炙甘草 6 g、炒芥穗 10 g、柴胡 10 g、车前子 10 g、干姜 6 g、炮附子 9 g、杜仲 10 g、怀牛膝 10 g，共 5 剂水煎服。

治疗经过：服用上方 5 剂后患者复诊，诉带下明显减少，腰酸、腹冷改善明显，夜尿减少，余症同前。需加强温肾行气补血之力，上方去车前子、炙甘草，加黄芪 30 g、当归 10 g；去附子之辛热，改用骨碎补 15 g，再服 7 剂后，腰酸、腹痛消失，白带已止，纳眠均尚可，症状改善。

按语：此患者为脾肾两虚，不能运化水湿所致带下，《素问·生气通天论篇》有："凡阴阳之要，阳密乃固。"阳虚则不固密，故带下量多、色白、质稀如水。肾主水，脾主湿，水与湿关系甚为密切，治湿必治水，治水亦可达到治湿之功。脾须升清而健运，才能不断运化水湿，而脾之升清健运又依赖于肾阳的温煦。故水湿过盛所引起的带下病变，必须温肾健脾并用。笔者选用完带汤加味治疗。方中党参、白术、山药、怀牛膝补脾益气，气行则湿化；炮附子、干姜补命门之火，人身之太阳升起，则湿霾皆散；白术、炒苍术同用，则健脾燥湿之功倍增；炒白芍、柴胡、陈皮疏肝解郁，理气升阳；车前子甘寒滑利，降泄除湿；荆芥炒后有驱风理血之效，入血分，疏肝同时可祛风胜湿；杜仲补肾强腰；炙甘草调和诸药。

医案二：李某，女性，31 岁，自由职业。
初诊时间：2019 年 7 月 10 日。
主诉：反复白带增多伴瘙痒半年余。
现病史：患者半年来白带增多，豆腐渣样，质稠秽，伴外阴肿痛瘙痒明显，曾多次予"克霉唑阴道栓"塞药、外洗等治疗，治疗后可好转，停药后容易复发，反复半年余。有痛经病史，少腹胀痛，痛过于胀，按之不减，经量一般，有紫黑色血凝块，周期基本正常。昨日再次出现白带多伴外阴肿痛瘙痒明显，小便黄，灼热感，大便正常，色质红、苔黄腻，脉弦略数。妇科检查：外阴肿胀，阴道壁充血，阴道内见中量豆腐渣样分泌物。白带常规：查见霉菌。

西医诊断：复发性念珠菌性阴道炎。

中医诊断：湿热带下。

辨证：肝胆湿热，下注胞宫。

治法：清热利湿，解毒止痒。

口服处方：牡丹皮 12 g、黄柏 10 g、栀子 10 g、萆薢 10 g、薏苡仁 30 g、土茯苓 10 g、泽泻 10 g、通草 10 g、车前子 10 g、牛膝 10 g、茵陈 10 g、广藿香 10 g、石菖蒲 6 g、百部 10 g、白芷 10 g、炙甘草 6 g，共 5 剂口服。

外洗处方：蛇床子、苦参、金银花、连翘各 30 g，水煎趁热熏洗，每日 2 次。叮嘱患者将贴身衣物开水烫洗，阳光暴晒，避免辛辣厚腻饮食，避免久坐。

治疗经过：用药 5 天患者复诊，诉白带减少，外阴肿胀已退，瘙痒消失，小便颜色转清，无不适。仍按上法加减用药巩固治疗 1 月余，后未再发作。

按语：该患者反复阴道炎发作，四诊一派湿热之象，辨为肝经湿热。湿热下注，故外阴瘙痒、白带量多。采用清肝利湿、解毒止痒之法，且内服外洗共治，从根本上改变下焦内环境，避免复发，否则，西药只能暂时控制病情，停药后再次复发，乃是患者内环境未改变所致。本证是湿邪在内在下的病变，应抓住湿邪流注下焦为患，波及胞宫及冲、任、带三脉，该患者有全身症状，又有局部病变，因而治疗时既要重视辨证论治，还须注意局部的外治熏洗。同时加强健康宣教，避免复发。总之，带下之变，其病因以湿为主，治法当以祛湿为先。《素问·阴阳应象大论》所说："其下者，引而竭之。"

# 第五节　妇科杂病

## 1. 盆腔炎性疾病后遗症

盆腔炎性疾病是妇科临床十分常见的疾病，目前在急性期抗生素治疗本病具有较好疗效，在慢性阶段长期使用抗生素不但没有达到治疗目的，反而由于耐药性的产生而使患者更容易发生感染。目前许多妇科学者已发现慢性盆腔炎性疾病患者多数没有细菌感染的临床证据，但病情仍在继续进展，其原因显然已不是单纯感染性炎症所能解释，免疫病理损伤是慢性阶段的主要病理变化，是本病慢性进展的主要原因，其中顽固的细胞因子活化和伴随而来的组织损伤形成恶性循环，这是慢性炎症中最难解决的问题，细胞因子与炎症细胞的渗出、激活炎症病理性损伤、成纤维细胞的增殖等密切相关，直接或间接影响炎症的发生、发展及预后。

盆腔炎性疾病后遗症属中医"妇人腹痛""癥瘕""月经不调""不孕症""带下病"等范畴。其主要病因病机是冲任阻滞，胞脉失畅，"不通则痛"，以及冲任虚衰，胞脉失养，"不荣则痛"。笔者在临证时主要分为湿热瘀结、寒湿瘀滞、气滞血瘀、气虚血瘀、肾虚血瘀五个证型。对于盆腔炎性疾病后遗症的发病有两个特点，就是"久病多瘀""久病多虚"。故无论在何种证型，均要考虑"瘀"和"虚"两个因素，随证治之。"久病"即指慢性疾病，病程日久，病邪入络，多以虚证或虚实夹杂为主。笔者在临床上有着丰富的治疗经验，并带头研发了院内制剂"妇炎愈合剂"（慢盆合剂）、柳叶腊梅灌肠剂灌肠、红藤汤灌肠、中药口服结合西药正规疗程抗感染、穴位贴敷、针灸、中药超声导入等内外合治的综合治疗，根据病情的轻重，采取二联疗法、三联疗法、四联疗法等，辨证施治，效果显著，为广大妇女带来了福音。

医案一：王某，女性，32 岁，已婚。

初诊：2020 年 8 月 10 日

主诉：腰腹疼痛，白带量增多反复 2 年余。

现病史：患者自 2018 年 6 月人工流产术后，少腹两侧开始隐痛，劳累时加重，伴腰酸下坠，白带黄白夹杂、量多、质稠，自觉反复疼痛引起体力下降，精神不佳，情绪焦虑，经期下腹坠胀感加重，月经周期尚正常、量多、色红、有小血块。多次外院就诊，给予抗生素静脉滴注治疗可缓解，停药后少倾复发，劳累或情绪波动后加重。末次月经 2020 年 8 月 2 日。

刻下：小腹隐痛，以两侧少腹为主，腰酸下坠感明显，白带多、色黄、质稠、无异味。二便调，胃纳尚可，夜寐欠佳。舌质暗红、苔黄略腻，脉弦滑略数。

西医诊断：盆腔炎性疾病。

中医诊断：妇人腹痛——湿热瘀结证。

辨证：湿热瘀结下焦，不通则痛。

治法：清热祛湿，行气活血。

选方：清带汤加减。

处方：黄柏 10 g、苍术 10 g、薏苡仁 30 g、牛膝 15 g、牡丹皮 15 g、赤芍 10 g、大血藤 30 g、延胡索 10 g、醋香附 10 g、党参 15 g、炒白术 10 g、白芷 10 g、蒲公英 30 g、白花蛇舌草 30 g、广藿香 10 g、石菖蒲 6 g，共 7 剂。

二诊：2020 年 8 月 18 日，服用药物 3 天后，自觉腹痛缓解，腰酸减轻，白带减少，服药 7 天后今来复诊，白带减少，仅觉两侧少腹隐隐作痛，舌质暗红、苔薄黄略腻，脉弦滑，上方加乌药、川楝子，继服 7 剂。

三诊：2020 年 8 月 26 日，诉诸证皆除，怕劳累后再发，要求继续中药口服。给予笔者带头研发的院内制剂"妇炎愈合剂"口服，并指导下次月经干净后行红藤汤灌肠治疗，一日一次，每个月经周期灌肠 10 天，连续 3 个月经周期。

经过 3 个多月的内服外治结合治疗，患者诉腹痛腰酸诸证均未再发。叮嘱饮食作息注意事项。

按语：本例为湿热瘀结证，临床中最为常见，其表现为腹痛、腰酸，白带色黄量多、质稠，脉弦滑略数，舌质暗红、苔黄略腻，均属湿热之征象。笔者临床多用清带汤加减，方中以黄柏、苍术为君，清热祛湿，薏苡仁清热祛湿排脓，牛膝引药下行，久病多瘀，患者舌质暗红，月经有血块，故予牡丹皮、赤芍、大血藤凉血活血化瘀；少腹疼痛为肝经走行，故予延胡索、醋香附疏肝行气止痛；久病多虚，在祛邪药中加入党参、炒白术健脾益气顾护正气；白芷燥湿止带兼能止痛；蒲公英、白花蛇舌草清热解毒；广藿香、石菖蒲化痰燥湿，清中焦之湿，使三焦通畅，气机流通。全方共奏清热祛湿，行气活血之效，兼顾盆腔炎性疾病后遗症之"湿、热、瘀、虚"多证。在病情控制后，给予"妇炎愈合剂"方便口服及易于坚持，以巩固疗效，改善体内环境，同时用红藤汤灌肠 3 个疗程，使药物直接作用于盆腔改善血液循环，软化增生粘连的结缔组织，达到避免复发的目的。

医案二：周某，女性，40 岁，水产商。

初诊：2020 年 11 月 9 日。

主诉：腰痛、下腹痛 5 年余，加剧 3 天。

现病史：患者 8 年前开始做水产生意，终日接触冷水，5 年前人工流产 1 次，未充分休息即投入工作，开始出现下腹疼痛，正中为主，痛处固定不移，伴腰痛，同时出现痛经，平素白带量多、色白、质稀，下腹发冷，冬日手脚冰冷。妇科检查：双侧附件区增厚。舌质暗红、苔薄白，脉沉细涩。

西医诊断：慢性盆腔炎。

中医诊断：妇人腹痛——寒凝血瘀证。

辨证：寒湿瘀滞冲任、胞宫，不通则痛。

治法：温经散寒，化瘀止痛。

处方：小茴香 6 g、肉桂（后下）6 g、炮姜 6 g、当归 15 g、赤芍 12 g、蒲黄 10 g、五灵脂 10 g、川芎 9 g、延胡索 15 g、没药 10 g、炒苍术 10 g、广藿香 10 g、石菖蒲 6 g、荔枝核 10 g，共 6 剂。同时叮嘱戴手套接触水产。

二诊：2020 年 11 月 16 日，患者诉服药后腹痛明显减轻，仍隐隐作痛，小腹冷感，腰痛略缓解，白带量减少。原方基础上加用艾叶 6 g、吴茱萸 3 g。共 7 剂。

三诊：2020 年 11 月 24 日，患者月经来潮，经量较前增多，经血色转红，少许血块，痛经不明显。原方取藿香、菖蒲守方续用。经 2 月余调治，患者诸证皆消。嘱每日艾叶煮水泡脚。

按语：患者常年与水产接触，寒湿之邪侵入体内，尤其流产后未注意调摄，病情加重。笔者以少腹逐瘀汤加减处方，予小茴香、肉桂、炮姜味辛而性温热，入肝肾而归脾，理气活血，温通血脉；荔枝核温暖胞宫，当归、赤芍入肝，行瘀活血；蒲黄、五灵脂、川芎、延胡索、没药入肝，活血理气，使气行则血活，气血活畅故能止痛；苍术、藿香、石菖蒲健脾燥湿，全方共取温经散寒，化瘀止痛之效。二诊时患者少腹冷痛仍存，故加用艾叶、吴茱萸温肾暖肝,以祛宫寒。温养则寒散阳和,化瘀则经脉通畅。患者发病原因为常年接触水湿之邪,因生计原因,患者不能去除诱因,笔者嘱其每日艾草煮水泡脚,则可助于每日排寒除湿,避免病情再发。

医案三: 陈某,女性,45 岁,住院患者,2019 年 10 月 18 日入院。

主诉: 反复左下腹痛 3 年,腹痛再发伴发热 2 天。

现病史: 患者 3 年前无明显诱因下出现左下腹疼痛,呈阵发性刺痛,曾多次诊所静脉滴注抗生素治疗,或药房购买妇科千金片之类中成药口服,病情缓解即停药,每于劳累及情绪波动时发作,每年均发作数次,均未至正规医院治疗。2 天前与家人争执后再次出现左下腹疼痛,伴有低热,最高体温 38.2℃,自行购买头孢类抗生素及退热药口服,无明显改善,腹痛渐加重,伴白带增多、色黄、口干、口渴,大便干结难解,小便黄,尿频,发热反复,伴有畏寒乏力,故来院就诊,查子宫附件 B 超提示"左侧附件区见大小为 63 mm×40 mm×35 mm 的包块,内透声欠佳,见分隔",血常规提示红细胞沉降率升高明显。妇科检查左侧附件区触及包块,压痛明显,子宫压痛,宫颈举痛均存在,予收住入院治疗。予头孢曲松针、奥硝唑针联合抗感染治疗 3 天,体温正常,腹痛仍阵发性出现。口干、大便难、乏力等无改善。故请笔者会诊,笔者查看患者,舌质红、苔黄腻,脉滑数有力、略数。

西医诊断: 女性盆腔炎性疾病,左侧附件包块: 输卵管积脓考虑。

中医诊断: 妇人腹痛、癥瘕——热毒瘀结证。

辨证: 素有瘀结,复感热毒壅盛下焦、气血凝结。

治法: 清热解毒、活血利湿散结。

处方: 金银花 30 g、连翘 15 g、蒲公英 30 g、败酱草 15 g、冬瓜子 30 g、赤小豆 15 g、黄柏 10 g、薏苡仁 30 g、牛膝 15 g、牡丹皮 12 g、赤芍 10 g、没药 10 g、延胡索 15 g、醋香附 10 g、皂角刺 10 g、牡蛎 30 g、桃仁 10 g、麦冬 10 g，共 5 剂。

患者服药 2 剂后大便通畅，腹痛缓解，口干好转，口服 5 剂毕，腹痛消失，复查子宫附件 B 超提示左侧附件区肿块直径较前缩小 2 cm。再请笔者会诊，守上方再服 7 剂，并加用盆腔炎膏穴位贴敷（取穴：双侧胞宫、筑宾、三阴交），红藤汤灌肠治疗 7 天，后复查子宫附件 B 超，提示左侧附件包块缩小至 31 mm×15 mm×16 mm，患者诸证消失，故嘱门诊继续中药口服、灌肠巩固治疗。前后治疗 3 月余，复查 B 超未见明显肿块，妇科检查无压痛，仅左侧附件区增厚感。

按语：本例西医诊断为盆腔炎性肿物，输卵管积脓可能，经抗生素治疗，虽可控制病情，但肿块难以消失，伴随症状持续存在。患者湿热蕴于下焦，日久蕴毒，口干便秘，结合舌脉，考虑热重于湿，抗生素可控制住急性感染，但热毒湿邪尚未清解，气血凝结壅滞经络，故腹痛仍反复发作。故笔者在用药上以清热解毒消痈为主，活血利湿为辅。方中金银花、连翘、蒲公英、败酱草清热解毒，消痈散结为主药；冬瓜子、赤小豆消肿排脓；牡丹皮、赤芍、桃仁凉血活血化瘀；没药活血定痛；延胡索、醋香附调气血而止痛；黄柏、薏苡仁清利下焦湿热；牛膝引药下行至病位；皂角刺、牡蛎软坚散结，打开肿块气机，使药物直达病灶；麦冬养阴生津以防攻邪伤正。笔者认为，对于此类病症，清热解毒消肿排痈药物力量要大，而活血凉血药物用量宜小，恐活血太过，使脓毒扩散。在病情控制有转机后，加用穴位贴敷、灌肠两种外治法，可以通过局部或经络使气血条畅，加快病情恢复，即三联疗法。除外药物内服外治，笔者认为，盆腔炎预防复发很重要，在疾病的缓解期就必须注意调护，减少慢性盆腔炎的复发率，可以通过饮食调整、茶饮药膳、情绪疏导等多方面入手指导。

2. 脏躁

医案：叶某，女性，48 岁。

初诊：2021 年 3 月 10 日。

主诉：失眠 1 月余。

现病史：1 月余前遭遇变故，夜眠极差，多梦易醒，难入睡，服安眠药后效果不明显。

刻诊：平素精神恍惚，偶有心慌、腰酸，手足心热，胃纳不佳，大便结，小便短黄，舌质红、苔薄黄，脉细弦稍数。

既往史：近 3 年月经后期，周期 35～60 天，经量中，无痛经，末次月经 2021 年 2 月 26 日，生育史 1-0-5-1，宫内节育器避孕。否认其他病史，否认药物过敏史。

西医诊断：睡眠障碍。

中医诊断：脏躁——心阴虚证。

辨证分析：七七天癸将竭之年，阴液素亏，突遭变故，忧思过度，心阴暗耗，心神不宁故而失眠。

治法：养心安神，滋阴清热。

处方：淮小麦 30 g、炙甘草 10 g、大枣 30 g、酸枣仁 20 g、党参 20 g、茯神 15 g、远志 6 g、合欢皮 20 g、佛手 10 g、芦根 30 g、麦冬 10 g、淡竹叶 12 g、五味子 6 g、灵芝 15 g、黄柏 10 g，5 剂。

二诊：2021 年 3 月 16 日，患者感睡眠好转，余诸症亦略有好转，无腰酸，淡竹叶改为 10 g，去黄柏，加栀子 10 g，再予 7 剂。

三诊：2021 年 3 月 24 日，患者睡眠明显好转，每夜可睡 5～6 小时，少梦，醒后觉神清气爽，余诸症皆明显好转。嘱停服中药，改为食疗。

按语：经方被誉为"众法之宗，群方之祖"，《金匮要略·妇人杂病脉证并治第二十二》有："妇人脏躁，喜悲伤欲哭，像如神灵所作，数欠伸，甘麦大枣汤主之。"甘麦大枣汤功效补益心脾，宁心安神，主治脏阴不足，虚热躁扰所致脏躁。该患者心阴不足，心失所养，则精神恍惚，睡眠不安，心中烦乱；阴虚生内热，故手足心热；热结肠胃及膀胱，故大便秘结、小便短黄。治宜养心安神，滋阴清热。甘麦大枣汤方药仅三味，淮小麦为君药，养心阴，益心气，安心神，除烦热；炙甘草补益心气，和中缓急，为臣药；大枣甘平质润，益气和中，润燥缓急，为佐使药，三药合用，甘润平补，养心调肝，使心气充，阴液足，肝气和；此外，酸枣仁、茯神、远志、合欢皮、五味子养心解郁安神；佛手疏肝理气解郁；党参、灵芝健脾益气；芦根、麦冬、黄柏滋阴清热生津。诸药合用，共奏养心安神、滋阴清热之功。

### 3. 不寐

医案：李某，女性，46 岁。

初诊：2021 年 1 月 9 日。

主诉：失眠反复 1 月余。

现病史：失眠反复 1 月余，伴心烦口苦，神疲肢倦。舌质红、边齿痕、苔薄黄稍腻，脉细弦滑。

既往史：生育史 2-0-2-2，以往月经有延后史，未放环，否认药敏史。既往体健。

西医诊断：睡眠障碍。

中医诊断及证型：不寐病——脾虚湿热证。

辨证分析：脾为气血生化之源，思虑伤脾，脾血亏损，运化失司，湿热内生，故见心烦不寐。

治法：健脾利湿。

处方：炒酸枣仁 9 g、炒党参 20 g、炒薏苡仁 30 g、麦冬 10 g、芦根 30 g、生栀子 12 g、大枣 15 g、灵芝 12 g、淮小麦 30 g、佛手 10 g、茯神 12 g、合欢皮 15 g、蒲公英 30 g、半枝莲 30 g、制

远志 6 g、蒸五味子 5 g、生白术 15 g，7 剂，一日一剂，分两次，常规水煎服。

二诊：2021 年 1 月 15 日，患者服药后失眠好转。舌脉象：舌质红、边齿痕、苔薄黄稍腻，脉细弦。

上方续服 7 贴，一日一剂，分两次，常规水煎服。

门诊随访，调理 3 个月后睡眠正常。

按语：不寐的原因很多，但总是与心脾肝肾及阴血不足有关，其病理变化，总属阳盛阴衰，阴阳失交。脾为气血生化之源，思虑伤脾，脾血亏损，运化失司，湿热内生，脾虚湿热夹杂，导致不寐诸症发生。治疗当以补虚泻实，调整阴阳为原则。虚者补其不足，实者泻其有余。方中用甘麦大枣汤加炒酸枣仁、蒸五味子、灵芝、制远志补心养血安神；炒党参、炒薏苡仁、生白术、茯神健脾化湿，益气生血，健脾安神；麦冬、芦根清热养阴生津；佛手、合欢皮解郁安神；蒲公英、半枝莲、生栀子清热安神。诸药合用，共奏健脾化湿，清热安神之功。补虚健脾，泻实利湿，不寐诸症自除。避免情绪激动，养成良好的生活习惯，可增强药物疗效。

### 4. 癥瘕

医案：蔡某，女性，32 岁。

初诊：2019 年 5 月 12 日。

主诉：发现"盆腔包块"3 年余。

现病史：患者 3 年前因"月经量多 3 个月"于当地医院就诊，子宫附件 B 超示子宫前壁肌瘤大小约为 33 mm×28 mm×21 mm。建议定期复查，子宫肌瘤逐年稍增大。今至本院复查子宫附件 B 超示子宫肌瘤（子宫前壁见一偏低回声，大小约为 35 mm×29 mm×25 mm）。患者性情急躁，面部色斑，口干、口臭，下腹部时有刺痛及压迫感，劳累后频作，时有腰酸，平素带下量多，工作压力大，夜寐欠安，纳可，大便偏硬，小便调，舌质暗红，苔薄黄稍腻，脉细弦，末次月经4月28日，6天净，量中，有血块，腹痛可忍，经前乳胀。

西医诊断：子宫肌瘤。

中医诊断：癥瘕。

辨证：肝郁血瘀证。

治法：疏肝解郁，化瘀消癥。

选方：自拟方柴胡疏肝消癥散加减。

处方：柴胡10 g、郁金15 g、炒党参15 g、炒白术10 g、土鳖虫10 g、莪术10 g、夏枯草15 g、浙贝母12 g、水蛭3 g、牡蛎（先煎）30 g、鳖甲（先煎）10 g、鹿角霜10 g、杜仲15 g、黄柏10 g、当归15 g、大黄（后下）5 g、赤芍10 g、牡丹皮10 g、川芎10 g、八月札10 g、制香附10 g、山慈菇30 g、昆布10 g，14剂，一日一剂，常规水煎，早晚分服。

二诊：2019年5月28日，患者用前药后口干、口臭减轻，带下减少，仍偶感腰酸，夜寐欠安。故前方去大黄、炒白术、鹿角霜、黄柏，予加用夜交藤30 g、麦冬10 g、桑寄生15 g、远志6 g、黄芪15 g、白芷10 g，以上方随症加减坚持服用3个月，经期停药，面部色斑减少、色淡，情绪颇佳，无明显不适；B超复查：肌瘤较前减小，子宫前壁见低回声区，大小15 mm×12 mm×13 mm。嘱继服原方，3个月后复查B超，提示子宫肌瘤进一步缩小。

按语：子宫肌瘤是妇科临床常见疾病，主要表现为月经量增多、经期延长、下腹压迫症状，可引起继发性不孕、习惯性流产和早产等。子宫肌瘤虽为良性肿瘤，但严重影响女性的身心健康和生活质量，其发病率呈逐年上升趋势，临床上约25%的育龄期女性患有子宫肌瘤，尤以30～50岁女性发病率最高。笔者从事临床工作 40 余年，对于子宫肌瘤的治疗有着独到的理论认识和丰富的临床经验，子宫肌瘤为客观存在的器质性病理产物，属于中医学"癥瘕"范畴，其病机正如《景岳全书·妇人规》所云："瘀血留滞作癥，惟妇人有之。其证则或由经期，或由产后，凡内伤生冷，或外受风寒，或恚怒伤肝，气逆而血留，或忧思伤脾，气虚而血滞，或积劳积弱，气弱而不行，总由血动之时，余血未净，而一有所逆，则留滞日积而渐以成癥矣。"可见，瘀血为子宫肌瘤形成的主要因素。

笔者认为妇女以肝为先天，素易多愁善感，若肝气郁结，失于疏泄，则血行不畅，瘀而成癥，本病患者情志不遂日久，瘀血阻滞，导致子宫肌瘤逐年增长，笔者抓住病机予疏肝解郁、化瘀消癥治疗，选用多年临床经验自拟方柴胡疏肝消癥散加减，方中予柴胡、郁金、八月札、制香附疏肝理气解郁、炒党参、炒白术益气健脾，土鳖虫、莪术破血逐瘀，夏枯草、浙贝母清热散结，川芎、水蛭、当归活血化瘀，牡蛎、鳖甲、山慈菇、昆布软坚散结，鹿角霜、杜仲强筋骨、补督脉，温肾助阳之鹿角霜与滋肾散结之鳖甲同用，一阴一阳，寒温同用，调补任督，扶正以助祛邪消癥。黄柏清热燥湿，大黄泻下攻积，赤芍、牡丹皮清热凉血化瘀，理气活血，复诊治法基本不变，用药随症加减，疗效可见。子宫肌瘤为慢性迁延性疾病，故治疗周期较长，本例患者服药 3 个月，子宫肌瘤明显缩小，继续服用 3 个月后疗效得以巩固。治疗期间，笔者嘱其注意饮食，凡含较多雌激素类食物应慎食，如黄豆制品、蜂皇浆、蛤士膜油等。经中医药综合调理半年余，患者子宫肌瘤进一步缩小，疗效满意。

### 5. 不孕症

医案一：王某，女性，26 岁。

初诊：2001 年 10 月 7 日。

主诉：未避孕 2 年未孕。

现病史：患者 2 年前服药流产后，阴道出血淋漓半月余，经西药抗炎宫缩剂等治疗痊愈，2 年来未避孕迄今未再孕。

刻诊：腰腹胀坠隐痛，白带增多，经期及劳累后疼痛加重，经色黯有块。舌质暗红、边有瘀点、苔薄黄腻，脉滑略数。妇科检查：外阴已婚式，阴道分泌物增多，宫颈糜烂Ⅰ度，胞宫后倾，活动受限，大小正常，双侧附件增厚，压痛（＋）。B 超检查：盆腔积液。

既往史：既往体健，月经规律，经量中，有痛经，末次月经 2001 年 9 月 15 日。否认药敏史，配偶精液常规未见异常。

西医诊断：慢性附件炎、女性不孕症。

中医诊断：不孕、妇人腹痛——湿热瘀结证。

辨证分析：瘀血内阻，湿浊热毒蓄积下焦，胞脉闭塞，不能摄精成孕。

治法：活血祛瘀，清利湿毒。

处方：丹参 30 g，桃仁 10 g，红花 9 g，生黄芪、紫花地丁、金银花、土茯苓、蒲公英各 20 g，皂角刺、石见穿各 15 g，枳实 6 g。

二诊：2001 年 10 月 16 日，患者 10 月 12 日月经来潮，痛经明显好转，经量中，血块较多，现经行 5 天，血量转少，纳眠可，大小便正常，舌质暗红边有瘀点、苔薄黄腻，脉滑。上方去红花，加丹皮 10 g，7 剂。

三诊：2001 年 10 月 25 日，患者无腰腹痛，白带减少，舌质暗红边有瘀点、苔薄黄，脉滑。妇科检查：外阴已婚式，阴道少量黄色分泌物，宫颈糜烂Ⅰ度，子宫后倾，活动度可，大小正常，双侧附件增厚，压痛（±）。上方去紫花地丁，加红藤 30 g、陈皮 10 g，7 剂。

四诊：2001 年 11 月 10 日，患者月经将届，感腰腹坠胀，白带量少，舌质暗红边有瘀点、苔薄黄，脉滑。初诊方去紫花地丁、金银花，加红藤 30 g、川芎 10 g，7 剂。

五诊：2001 年 11 月 20 日，患者 11 月 12 日月经来潮，量较前多，夹血块，无明显痛经，仅偶感下腹刺痛，现月经已净，舌质暗红、苔薄白、脉滑。妇科检查提示双侧附件无压痛。处方：当归、白芍、熟地黄、玫瑰花各 10 g，丹参、酒川芎、山茱萸、黄芪、白术各 15 g，菟丝子、炒薏苡仁各 30 g，甘草 6 g，7 剂。并嘱患者备孕。

随症加减，共服用 4 个月经周期后，诸恙悉除，患者怀孕，于 2002 年 10 月顺产生一男。

按语：药物流产后继发不孕，其主要原因是输卵管粘连不通，阻碍了精卵结合致使不孕。本病在中医学文献中无明显记载，其症状散见于"无子""断绪""带下病""癥瘕"等篇中。中医认为是由于胞宫受损或平素体质虚弱、邪毒乘虚内侵、湿浊热毒蓄积下焦，客于胞脉与气血搏结，瘀血阻滞，气血运行不畅，胞脉闭塞造成不孕。故中药以丹参、桃仁、红花行气活血散结；紫花地丁、金银花清热解毒。全方药专力宏，瘀祛湿毒俱除，气血流畅，胞脉通畅，五诊时湿热已清，瘀血已化，故嘱患者备孕，并予补肾填精、益气养血之品以助孕，备孕 3 个月后以致成孕。

医案二：张某，女性，29 岁，职员。

初诊：2004 年 5 月 15 日。

主诉：未避孕 1 年未孕。

现病史：患者曾行人工流产 4 次，末次流产：2003 年 3 月，此次人工流产后月经量明显减少，约为既往月经的 1/3，并有周期性下腹疼痛病史，夫妻性生活正常，未避孕 1 年未孕。胞宫及双侧附件 B 超检查、内分泌激素测定正常。子宫输卵管碘油造影示子宫腔部分粘连。

刻诊：舌质淡暗、苔薄白，脉沉弦。

西医诊断：宫腔粘连、继发不孕。

中医诊断：月经过少、不孕——肾虚肝郁型。

辨证分析：多次堕胎伤及肾气，婚久不孕肝气郁结，胞脉闭阻，故辨为肾虚肝郁型。

治疗：在宫腔镜下行粘连分解术加放环术，术后雌孕激素续贯用药，配合中医药治疗，治法：补肾疏肝、活血调经。

处方：枸杞子、菟丝子、覆盆子、败酱草、丹参各 30 g，佛手 12 g，车前子、香附各 10 g，女贞子、桑葚子、当归、白芍、郁金各 20 g，赤芍 15 g。

治疗 3 个疗程后月经量恢复正常，无周期性下腹疼痛。5 个月后怀孕，足月顺产。

按语：现代医学认为宫腔粘连是由于手术操作过频或不当，使宫壁粘连而宫腔部分全部闭锁或宫颈内口粘连，经血不能排出而致月经失调、闭经、导致不孕。中医多属"无子""断续""月经病"等范畴。由于手术损伤胞宫、胞脉，肾中精气受损，冲任气血亏虚，或邪气入侵与痰瘀搏结胞宫，气血运行不畅，胞脉闭阻造成不孕。故用五子衍宗丸补肾为主药，加用女贞子、桑葚子补肾益精，资先天之源以加强育子之功；用当归、白芍、丹参、赤芍、香附养血疏肝理气活血以调经畅流；败酱草清热解毒化瘀。诸药合用，温阳通络，行气活血，使精充血足，瘀祛郁舒，冲任通达，经候如常，则胎孕乃成，故名加味七子毓麟汤。

医案三：许某，女性，28 岁，教师。

初诊：1995 年 3 月 17 日。

主诉：结婚 3 年，未避孕而至今不孕。

现病史：男方精液正常。妇检无明显异常，基础体温双相，B 超提示子宫偏小。

刻诊：月经后延，量少色黯，腰酸带下，经来腹痛。舌质黯、苔薄，脉细。既往史：既往体健，否认药敏史，婚前曾经人工流产 1 次，具体时间不详。

西医诊断：不孕症。

中医诊断：不孕——肾虚血瘀型。

辨证分析：流产后损伤肾阳，胞宫虚损，瘀血留聚，不能摄精成孕。

治法：补肾化瘀，温阳助孕。

选方：鹿灵双紫汤加减。

处方：鹿角片、炙龟板、肉苁蓉各 12 g，淫羊藿、大熟地黄、茯苓各 15 g，紫石英、菟丝子各 30 g，紫河车 20 g，当归、血竭、香附各 10 g，川芎、炙甘草各 6 g。

随症加减，服用 3 个月经周期后，月经恢复正常，诸羔悉除，旋即怀孕。后足月顺产，母子平安。


按语：不孕的临床表现大多为月经不调，故治疗每从调经着手。然本症由流产后引起，病因复杂，仅调其经难以成孕，故有别于传统的治疗方法。笔者认为堕胎易伤及肾气，肾气不足，肾阳亏虚，而胞络正值暂损开放之际，精液内入则亦必乘损不循常道，反变为邪，与血搏结，影响冲任，导致胞宫气血失调，不能接纳精子。因此必祛其瘀而补其肾，脾功能恢复而受孕。方中鹿角片、淫羊藿、肉苁蓉补肾阳，炙龟板、大熟地黄补肾阴，紫石英、紫河车益肾填精，当归、川芎、血竭祛瘀生新，标本兼顾，自获良效。若兼有妇科病者，必先予治疗，然后再选用本方。

第四章

外治法操作规范

## 第一节　中药保留灌肠

### 一、术语和定义

中药保留灌肠是将中药药液从肛门灌入直肠，使药液保留在肠道内，通过肠黏膜的吸收达到清热解毒、软坚散结、泄浊排毒、活血化瘀等作用的一种操作方法。中药直肠滴注参照此项操作技术。

### 二、应用范围及作用

1. 盆腔炎性疾病：清热除湿、化瘀止痛。
2. 子宫腺肌症：理气化瘀、散结止痛。
3. 卵巢囊肿：活血化瘀、软坚散结。

### 三、常用器具及基本操作方法

1. 评估

（1）病室环境、温度适宜。

（2）主要症状、既往史、排便情况、有无大便失禁、是否妊娠。

（3）肛周皮肤情况。

（4）有无药物过敏史。

（5）心理状况、合作程度。

2. 告知

（1）操作前排空二便。

（2）局部感觉：胀、满、轻微疼痛，如有便意或不适，应及时告知护士。

（3）灌肠后体位视病情而定。

3. 物品准备

治疗盘、弯盘、煎煮好的药液、一次性灌肠袋、水温计、纱布、一次性手套、垫枕、中单、石蜡油、棉签等，必要时备便盆、屏风。

4. 基本操作方法

（1）核对医嘱，评估患者，做好解释，调节室温。嘱患者排空二便。

（2）备齐用物，携至床旁。

（3）关闭门窗，用隔帘或屏风遮挡。

（4）协助患者取左侧卧位（必要时根据病情选择右侧卧位），充分暴露肛门，垫中单于臀下，置垫枕以抬高臀部 10 cm。

（5）测量药液温度（39 ～ 41℃），液面距离肛门不超过 30 cm，用石蜡油润滑肛管前端，排液，暴露肛门，插肛管时，可嘱患者张口呼吸以使肛门松弛，便于肛管顺利插入。插入 10 ～ 15 cm 缓慢滴入药液（滴入的速度视病情而定），滴注时间 15 ～ 20 分钟。滴入过程中随时观察询问患者耐受情况，如有不适或便意，及时调节滴入速度，必要时终止滴入。中药灌肠药量不宜超过 200 mL。

（6）药液滴完，夹紧并拔除肛管，协助患者擦干肛周皮肤，用纱布轻揉肛门处，协助取舒适卧位，抬高臀部。

四、注意事项

1. 灌肠液温度应在床旁使用水温计测量。

2. 灌肠液保留 1 小时以上为宜，保留时间长，利于药物吸收。

五、异常情况及处理措施

当患者出现脉搏细数、面色苍白、出冷汗、剧烈腹痛、心慌等，应立即停止灌肠并报告医生。

六、禁忌证

疑有妊娠者；大便失禁者；肛门、直肠、结肠术后；下消化道出血、肛周皮肤破损或痔疮发作期者。

# 第二节 中药热奄包

## 一、术语和定义

中药热奄包：妇女因疾病、医疗操作、产后或手术后局部气血不通，出现硬结疼痛，腹胀癃闭等证候，以粗盐及中药共炒热，敷于患处，引药直达病所，达到温经散寒、通络止痛、调和气血、温肾暖脾的目的。

## 二、应用范围及作用

1. 先兆流产有腰痛或需肌内注射黄体酮者：温肾强腰、软坚散结、预防臀部硬结、促进药物吸收。

2. 寒性痛经、产后宫缩痛：温经散寒、通络止痛。

3. 妇科术后：行气散寒、温肾暖脾（促进胃肠蠕动者放置胃脘部；预防尿潴留者放置耻骨联合上缘）。

## 三、常用器具及基本操作方法

1. 评估

（1）病室环境，温度适宜。

（2）主要症状、既往史、药物过敏史，是否妊娠。

（3）操作部位的皮肤情况。

（4）心理状况、合作程度。

2. 告知

（1）出现皮肤微红为正常现象，若出现疼痛、皮肤瘙痒、丘疹、水泡等，应立即告知护士。

（2）治疗时间一般为半小时。

3. 物品准备

治疗床、粗盐、中药（先兆流产用巴戟天，痛经或妇科术后者用吴茱萸，产后用艾绒），药包，微波炉、一般急救物品准备等。

4. 基本操作方法

（1）敷贴前准备：粗盐 250 g，加中药 20 g，缝合于脉诊包大小的药包中，使用时微波炉加热（高火 3 分钟），外再包一层可换洗的布。

（2）热奄包敷贴方法：患者取侧卧位或仰卧位，暴露敷贴处皮肤，热奄包外敷局部，敷贴时间为 40 分钟，1 次 / 日。

5. 疗程

保胎患者每日 1 次，若停止治疗后仍有腰痛或臀部硬结则继续治疗，直至腰痛消失或硬结消失为止。

痛经者每次经前 3 ～ 5 天开始治疗，每天 1 次，若经期仍有疼痛则继续治疗，至疼痛消失为止。共连续治疗 3 个月经周期，甚者可连续治疗 6 个月经周期。

产后宫缩痛每日治疗 1 次，直至疼痛消失为止。

妇产科术后肛门未排气者每日治疗 1 次，直至肛门排气、腹胀消失为止；尿潴留者每日治疗 1 次，直至小便顺利排出为止。

四、注意事项

1. 患者饥饿或过饱时应慎用或不用。

2. 过敏体质者应慎用或不用。

3. 注意热奄包温度，避免烫伤患者。

## 五、异常情况及处理措施

若出现恶心、头晕、面唇发白等情况，立刻停止操作，使患者平卧，并对症处理；若出现局部烫伤，立刻停止操作，局部消毒后外敷烫伤膏。

## 六、禁忌证

合并心、肝、肾等其他严重疾病者；操作部位皮肤有破损者。

# 第三节 中药熏蒸

## 一、术语和定义

中药熏蒸是借用中药热力及药理作用熏蒸患处达到疏通腠理、祛风除湿、温经通络、活血化瘀的一种操作方法。

## 二、应用范围及作用

1. 月经过少、月经后期、闭经：疏肝补肾、化瘀通经。

2. 不孕症：温肾暖宫助孕。

3. 妇产科术后：活血通络止痛。

## 三、常用器具及基本操作方法

1. 评估

（1）病室环境，温度适宜。

（2）主要症状、既往史及过敏史、是否妊娠或经期。

（3）体质及局部皮肤情况。

（4）进餐时间。

2. 告知

（1）熏蒸时间 20 ～ 30 分钟。

（2）熏蒸过程中如出现不适及时告知护士。

（3）熏蒸前要饮淡盐水或温开水 200 mL，避免出汗过多引起脱水。餐前餐后 30 分钟内，不宜熏蒸。

（4）熏蒸完毕，注意保暖，避免直接吹风。

### 3. 用物准备

治疗盘、药液、中单、容器（根据熏蒸部位的不同选用）、水温计，治疗巾或浴巾，必要时备屏风及坐浴架（支架）。

### 4. 操作方法

（1）评估患者，做好解释，调节室内温度。

（2）备齐用物，携至床旁。协助患者取合理、舒适体位，暴露熏蒸部位。

（3）将 43 ~ 46℃ 药液倒入容器内，对准熏蒸部位。

（4）随时观察患者病情及局部皮肤变化情况，询问患者感受并及时调整药液温度。

（5）治疗结束观察并清洁患者皮肤，协助患者整理着衣，取舒适体位。

### 四、注意事项

1. 熏蒸过程中密切观察患者有无胸闷、心慌等症状，注意避风，冬季注意保暖，洗毕应及时擦干药液和汗液，暴露部位尽量加盖衣被。

2. 所用物品需清洁消毒，用具一人一份一消毒，避免交叉感染。

3. 施行熏蒸时，应注意防止烫伤。

### 五、异常情况及处理措施

若出现胸闷、心慌、大汗出等症状，立即停止熏蒸，擦干药液和汗液，取舒适体位休息，症状缓解后适量饮水补充水分。

### 六、禁忌证

心脏病、严重高血压；过敏体质者。

# 第四节　穴位贴敷

## 一、术语和定义

穴位贴敷技术是将药物制成一定剂型，敷贴到人体穴位，通过刺激穴位，激发经气，达到通经活络、清热解毒、活血化瘀、消肿止痛、行气消痞、扶正强身作用的一种操作方法。

## 二、应用范围及作用

1. 先兆流产、复发性流产：补肾固冲安胎。
2. 盆腔炎性疾病、痛经：活血理气止痛。
3. 妇产科术后：安神、止痛、行气化瘀。

## 三、常用器具及基本操作方法

1. 评估

（1）病室环境，温度适宜。

（2）主要症状、既往史、药物及敷料过敏史，是否妊娠。

（3）敷药部位的皮肤情况。

2. 告知

（1）出现皮肤微红为正常现象，若出现皮肤瘙痒、丘疹、水泡等，应立即告知护士。

（2）穴位敷贴时间一般为 6 ～ 8 小时。可根据病情、年龄、药物、季节调整时间，小儿酌减。

（3）若出现敷料松动或脱落及时告知护士。

（4）局部贴药后可能出现药物颜色、油渍等污染物。

### 3. 物品准备

治疗盘，棉纸或薄胶纸，遵医嘱配制的药物，压舌板，无菌棉垫或纱布，胶布或绷带，0.9% 生理盐水棉球，必要时备屏风、毛毯。

### 4. 基本操作方法

（1）备齐用物，携至床旁。核对医嘱，评估患者，做好解释，注意保暖。根据敷药部位，协助患者取适宜的体位，充分暴露患处，必要时屏风遮挡患者。

（2）更换敷料，以0.9% 生理盐水或温水擦洗皮肤上的药渍，观察创面情况及敷药效果。

（3）根据敷药面积，取大小合适的棉纸或薄胶纸，用压舌板将所需药物均匀地涂抹于棉纸上或薄胶纸上，厚薄适中。

（4）将药物敷贴于穴位上，做好固定。为避免药物受热溢出污染衣物，可加敷料或棉垫覆盖。以胶布或绷带固定，松紧适宜。

（5）操作完毕后擦净局部皮肤，协助患者着衣，安排舒适体位。

## 四、注意事项

1. 药物应均匀涂抹于绵纸中央，厚薄一般以 0.2 ～ 0.5 cm 为宜，覆盖敷料大小适宜。

2. 敷贴部位应交替使用，不宜单个部位连续敷贴。

3. 观察患者局部皮肤，询问有无不适感。

4. 对于残留在皮肤上的药物不宜采用肥皂或刺激性物品擦洗。

5. 温度以患者耐受为宜。

## 五、异常情况及处理措施

1. 出现皮肤微红为正常现象，若出现皮肤瘙痒、丘疹、水泡等过敏现象，应暂停使用，立即告知护士，严重者需抗过敏治疗。

2. 穴位敷贴时间一般为 6 ~ 8 小时，到时间应停止使用。可根据病情、年龄、药物、季节调整时间，小儿酌减。

3. 若出现敷料松动或脱落及时告知护士。

## 六、禁忌证

孕妇的脐部、腹部、腰骶部及某些敏感穴位，如合谷、三阴交等处都不宜敷贴，以免局部刺激引起流产；患处有红肿及溃烂时不宜敷贴药物，以免发生化脓性感染；对敷贴过敏者或过敏体质者禁用。

# 第五节　灸法

## 一、术语和定义

艾灸箱是将灸炷装入艾灸盒，点燃后，即可置于腧穴或应灸部位，通过激发经气的活动来调整人体紊乱的生理生化功能，从而达到防病治病目的的一种治疗方法。有扶阳固脱、调和气血、温中散寒等作用。

## 二、应用范围及作用

适用于各种慢性虚寒性疾病及寒湿所致的疼痛，如痛经、盆腔炎性疾病、胃脘痛、腰背酸痛、产后宫缩痛等。

## 三、常用器具及基本操作方法

1. 评估

（1）病室环境、温度适宜。

（2）主要症状、既往史及是否妊娠。

（3）有无出血病史或出血倾向、哮喘过敏史。

（4）对热、气味的耐受程度及有无咳嗽。

（5）施灸部位的皮肤情况。

2. 告知

（1）施灸过程中出现头昏、眼花、恶心、颜面苍白、心慌出汗等不适现象，及时告知护士。

（2）施灸过程中不宜随意大幅度改变体位，以免艾灸盒翻倒，烫伤皮肤。

（3）治疗过程中可能会出现水泡。

（4）不可以自行改变艾灸箱开口位置，有过热的感觉立即打电铃告知护士同时抬高艾灸箱数秒散热。

（5）施灸后如出现轻微咽喉干燥、大便秘结现象属正常现象。

（6）灸后注意保暖、饮食清淡，饮用温开水，促进气血运行，忌食生冷寒凉之品。

3. 物品准备

艾炷、治疗盘、打火机、酒精灯、艾灸箱、干净纱布、浴巾及烫伤膏。

4. 基本操作方法

（1）核对医嘱，评估患者，排空二便，做好解释。

（2）备齐用物，携至床旁。

（3）协助患者取合理、舒适体位。

（4）遵医嘱确定施灸部位，充分暴露皮肤，注意保护隐私及保暖。

四、注意事项

1. 施灸前与患者讲解灸法（艾箱灸）的方法及疗程，灸后注意保持局部皮肤保暖，防止受凉。

2. 唤醒治疗中容易入睡的患者；操作时垫双层小毛巾，以患者感到温热而不烫伤皮肤为宜，并随时询问患者对热的反应。

3. 大血管处、孕妇腹部和尾骶部、皮肤感染破溃、有出血倾向者不宜艾灸。

4. 空腹及餐后一小时内不宜艾灸。

## 五、异常情况及处理措施

1. 发生烫伤后该部位禁止继续施灸，用冰袋冷敷降温。

2. 烫伤出现小水泡，可让其自行吸收。

3. 烫伤出现大水泡，用无菌针头抽吸后碘伏外涂，同时用烧伤湿润膏外涂并加强观察。

## 六、禁忌证

有无出血病史或出血倾向、哮喘过敏史；对热、气味的耐受差或咳嗽患者；施灸部位破溃者。

第五章

经验方汇集

一、慢盆合剂

组成：丹参、蒲公英、败酱草各 30 g，土茯苓 20 g，延胡索 15 g，醋香附、赤芍各 12 g，莪术、桃仁、苦参各 10 g，桂枝 6 g，甘草 6 g。

功效：活血化瘀、清热利湿、解毒散结。

适应证：盆腔炎性疾病、附件包块证属湿热瘀结证者。

方义：丹参为君，活血化瘀；蒲公英、败酱草清热解毒，消瘀散结；延胡索、醋香附活血散瘀，理气止痛；莪术、桃仁、赤芍活血行瘀，消癥散结；苦参、土茯苓利湿清热；桂枝振奋阳气以行瘀活络，寒热并用，使瘀化热清，湿祛而病愈。

加减：腹痛明显加川芎、乳香、没药理气活血止痛；发热者加金银花、连翘、大青叶清热解毒；盆腔有包块加夏枯草、浙贝母清热化痰散结；反酸、呃逆者加砂仁 6 g，姜半夏 9 g；便溏者加葛根、白术、薏苡仁健脾升阳止泻；白带量多者加芡实、白芷各 10 g，健脾化湿止带。

二、补肾化瘀方

组成：鹿角片、熟地黄、山茱萸各 10 g，菟丝子 15 g，赤芍、白芍各 15 g，当归 12 g，川芎 10 g，延胡索 20 g，醋香附 12 g，炙甘草 10 g。

功效：补肾填精，化瘀止痛。

适应证：月经后期、闭经、痛经、妇人腹痛等证属肾虚血瘀证者。

方义：鹿角片、熟地黄、山茱萸、菟丝子滋补肾中阴阳；肉桂温通经脉，补命门相火；当归、赤芍、白芍养血活血；延胡索、川芎、醋香附理气止痛、活血通经；炙甘草缓急止痛、调和诸药。诸药合用，补肾填精、理气化瘀，使瘀祛血行，通则不痛，疼痛解除。紫石英、仙茅、肉桂温补肾阳；女贞子、墨旱莲补肾益阴；党参、黄芪健脾益气；桃仁、红花、益母草、川牛膝活血化瘀、引气血下行。现代药理研究表明，鹿角片含卵泡刺激素"雌酮"等，有促使子宫发育作用，紫石英兴奋性腺，促成发育不良性卵巢成熟排卵，当归、赤芍、甘草，以及延胡索的有效成分延胡索乙素可直接对抗前列腺素，减轻平滑肌痉挛，而达到镇痛目的。

加减：肾阳虚者加紫石英 30 g，仙茅 15 g，肉桂 5 g；肾阴虚者加女贞子、墨旱莲各 20 g；气虚者加党参、黄芪各 20 g；瘀血重者加桃仁 10 g，红花 10 g，益母草 30 g，川牛膝 10 g。

三、化瘀解毒汤

组成：丹参 30 g，桃仁 10 g，红花 9 g，生黄芪、紫花地丁、金银花、土茯苓、蒲公英各 20 g，皂角刺、石见穿各 15 g，枳实 6 g。

功效：活血祛瘀，清利湿毒。

适应证：盆腔炎性疾病、输卵管炎、盆腔包块湿热瘀阻证者。

方义：丹参、桃仁、红花、枳实、石见穿行气活血散结；紫花地丁、金银花、皂角刺清热解毒；土茯苓、蒲公英清热利湿；生黄芪扶正祛邪。全方药专力宏，瘀祛湿毒俱除，气血流畅，胞脉通畅，以致成孕。

加减：经前期，加柴胡、八月札各 10 g，绿萼梅 6 g；经间期，加仙茅、仙灵脾各 15 g，菟丝子 30 g；经后期，加熟地黄、白芍各

12 g，鸡血藤 30 g；行经期，加赤芍、泽兰、醋香附各 12 g。

## 四、七子毓麟汤

组成：枸杞子、菟丝子、覆盆子、败酱草、丹参各 30 g，五味子、车前子、醋香附、白僵蚕各 10 g，女贞子、桑葚子、当归、白芍各 20 g，赤芍 15 g。

功效：补肾填精、养血助孕。

适应证：精血亏虚所致的不孕、痛经、闭经等。

方义：故用五子衍宗丸补肾为主药，加用女贞子、桑葚子补肾益精成七子毓麟汤资先天之源以加强育子之功；用当归、白芍、丹参、赤芍、醋香附、白僵蚕养血疏肝理气活血以调经畅流；败酱草清热解毒化瘀。诸药合用，温阳通络，行气活血，使精充血足，瘀祛郁舒，冲任通达，经候如常，则胎孕乃成。

加减：肾虚肝郁型去五味子、白僵蚕加郁金、佛手；肾阳虚者去女贞子、败酱草加仙茅、仙灵脾；肝肾阴虚型去覆盆子，加墨旱莲、怀山药；痰湿阻滞型去枸杞子、女贞子，加苍术、法半夏；经期去五味子、覆盆子，加川芎、红花。

## 五、鹿灵双紫汤

组成：鹿角片、炙龟板、仙灵脾、肉苁蓉各 12 g，紫石英 30 g，紫河车 20 g，大熟地黄 15 g，当归、血竭各 10 g，川芎 6 g。

功效：补肾助阳。

适应证：月经后期、闭经等证属肾阳不足者。

方义：鹿角片、仙灵脾、肉苁蓉补肾阳，炙龟板、大熟地黄补肾阴，以阴中求阳；紫石英、紫河车益肾填精，当归、川芎、血竭祛瘀生新，标本兼顾，自获良效。

加减：经前期，乳房胀痛者，宜疏肝理气，加柴胡、川楝子各 10 g，橘核 6 g；经间期，宜温阳益精，加仙茅、巴戟天各

12 g，菟丝子 30 g；经后期宜补血养阴，加生地黄、白芍各 12 g，枸杞子 15 g；行经期，宜活血调经，加益母草 15 g，赤芍 12 g，醋香附 10 g。

## 六、柳叶蜡梅灌肠剂

组成：柳叶蜡梅 60 g、败酱草 50 g、白花蛇舌草 50 g、延胡索 50 g、三棱 20 g、赤芍 20 g、柴胡 15 g。

功效：清热解毒、理气化瘀、消癥止痛。

适应证：慢性盆腔炎、盆腔炎性包块等证属湿热瘀结证者。

方义：柳叶腊梅清热解毒、理气化瘀，败酱草、白花蛇舌草清热利湿，解毒祛瘀；延胡索、三棱、赤芍活血化瘀，消癥止痛；柴胡领诸药入少腹厥阴之域。诸药配伍，共奏清热解毒、理气化瘀止痛之功。实验研究发现山腊梅灌肠剂具有抗免疫及抗炎性细胞因子作用，从而抑制单核细胞和巨噬细胞分泌 TNF-α。IL-2 主要是由辅助性 T 细胞和巨噬细胞分泌的，具有调节机体免疫、增加机体抗感染作用。本次观察表明两组均能升高血清 IL-2 水平。

## 七、通管汤

组成：柴胡 10 g，枳壳 9 g，川芎 10 g，当归 15 g，赤芍 15 g，桃仁 10 g，王不留行 12 g，金银花、败酱草、车前草各 30 g，土茯苓 20 g，黄芪 30 g，鹿角霜 12 g。

功效：疏肝理气，清热利湿，益肾化瘀。

适应证：输卵管炎症、积水等所致不孕证属肝脾湿热证者。

方义：柴胡、枳壳、川芎疏肝理气；当归、赤芍养血活血；桃仁、王不留行活血化瘀，通利经脉；金银花、败酱草清热散瘀；土茯苓、车前草清热利湿；黄芪扶正培元；鹿角片补肾固本。诸药合用既能疏肝清热，活血化瘀，又能标本兼顾，祛邪而不伤正，使脏腑精血旺盛，气血疏通，胞脉通畅，而致成孕。

加减：下腹痛者去鹿角片，加延胡索、红藤理气清热、活血止痛；疲劳乏力者加黄芪、白术、太子参健脾益气；大便秘结者加麻子仁、厚朴理气润肠；便溏者去桃仁、枳壳，加薏苡仁、炒白扁豆、山药健脾止泻。

## 八、异位停

组成：仙茅、仙灵脾、熟地黄各20 g，菟丝子30 g，桃仁10 g，莪术10 g，墨旱莲30 g，参三七（吞服）9 g，血余炭20 g。

功效：补肾疏肝、理气活血。

适应证：子宫内膜异位症证属肝郁肾虚夹瘀证者。

方义：仙茅、仙灵脾、菟丝子温补肾阳；熟地黄、墨旱莲滋补肾阴；参三七、血余炭止血又兼消癥；桃仁、莪术活血化瘀。诸药合用，补肾活血、理气止痛、化瘀消癥，标本兼顾，祛邪而不伤止。使脏腑精血旺盛，气血疏通，则病愈矣。

加减：肝郁气滞明显者加柴胡6 g，枳壳10 g，金铃子10 g，延胡索10 g，川楝子15 g，黄芪15 g；肾阳不足者加鹿角片、当归各10 g；瘀血内阻型加红藤、牡丹皮；气虚明显加党参、陈皮。

## 九、芪七汤

组成：黄芪30 g、三七粉（吞服）10 g、墨旱莲30 g、紫草15 g、菟丝子30 g、白花蛇舌草30 g、大青叶20 g、薏苡仁30 g、五倍子10 g、白芍15 g、仙鹤草30 g。

功效：益气宁络固冲、解毒清热燥湿。

适应证：外阴、阴道、宫颈手术术后创面出血。

方义：黄芪、三七粉益气宁络、活血止血；墨旱莲补肾阴而凉血止血；菟丝子合薏苡仁补脾肾、固冲任；白花蛇舌草、大青叶、土茯苓、苦参清热解毒、除湿止痒；五倍子、紫草清热凉血；醋香附芳香行气除湿，兼引药入肝经以达病所。诸药合用，共奏益气宁络、清热燥湿之功。以上所用药味，经国内外药理研究证实，大多具有抗病毒、抗菌、消炎止血、增强免疫的作用。其中白花蛇舌草、紫草、薏苡仁等有抗肿瘤、抗增生的作用；白花蛇舌草、大青叶、黄芪等又可增强血白细胞的吞噬能力，提高免疫力。

## 十、消痈汤

组成：蒲公英、紫花地丁、金银花各30 g，柴胡、青皮、皂角刺、王不留行各10 g，白芷9 g，浙贝母、瓜蒌各15 g，炮山甲（先煎）、甘草各6 g。

功效：疏肝理气、清热解毒、行瘀散结。

适应证：急性乳腺炎。

方义：柴胡、青皮疏肝理气；蒲公英清热解毒散结；配以金银花、紫花地丁增强清热解毒之效；全瓜蒌、浙贝母、白芷清热散结，消痈止痛；皂角刺解毒消肿；炮山甲则行散瘀滞，散结消肿；王不留行活血化瘀，通乳消肿；甘草解毒调和诸药。合之共奏疏肝理气，清热解毒，行瘀散结之功。

加减：热甚加生石膏30 g，连翘15 g；患处皮肤红加生地黄20 g，赤芍15 g，茜草12 g；苔腻纳呆加苍术10 g，焦六神曲12 g；气虚加黄芪15 g；血虚加当归12 g；便秘加生何首乌、火麻仁各30 g。

## 十一、春风汤

组成：川芎15 g，丹参30 g，桃仁10 g，葛根30 g，全蝎5 g，蜈蚣、细辛各3 g，白芷6 g，蔓荆子、白芥子（炒）、半夏各12 g，丝瓜络10 g。

功效：活血搜风，涤痰通络。

适应证：偏头痛、经行头痛。

方义：川芎、桃仁、丹参活血祛瘀；葛根、细辛、蔓荆子、白芷祛风定痛；配以全蝎、蜈蚣直达病所搜风外出；半夏、白芥子、丝瓜络涤痰通络。诸药合用，配合按摩，指压相关穴位，使风去、痰消、瘀化、脑络通畅，似春风拂面，故名春风汤。

加减：属肝阳上亢者，加石决明（先煎）、珍珠母（先煎）各30 g；痰浊阻络者，加胆南星12 g，天竺黄10 g；气血亏损者，加当归12 g，黄芪30 g；肝肾阴虚者，加女贞子、枸杞子、墨旱莲各12 g。

## 十二、更年汤

组成：知母、黄柏、熟地黄、山茱萸、牡丹皮、泽泻、地骨皮各10 g，山药30 g，茯苓15 g，甘草6 g，党参20 g，木香6 g，薏苡仁30 g，白薇12 g。

功效：滋肾阴，退虚热。

适应证：围绝经期综合征证属肾阴虚证者。

方义：知母、黄柏清热滋阴生津，黄柏得知母则滋阴降火；熟地黄、山茱萸、牡丹皮、泽泻、山药补肾泻火；党参、薏苡仁、茯苓健脾益气安神；木香理气；白薇退虚热；甘草调和诸药。

加减：若入睡困难，加煅龙骨、煅牡蛎各15 g；头晕者加天麻、钩藤各10 g；双目干涩加枸杞子、菊花清肝明目；便秘者去木香，加厚朴、枳壳理气通便。

## 十三、甘麦枣味汤

组成：淮小麦、大枣各30 g，炙甘草10 g，酸枣仁15 g，五味子6 g，党参20 g，茯神15 g，远志6 g，合欢皮20 g，佛手10 g，柴胡6 g，白芍15 g，灵芝15 g。

功效：补心安神、舒肝养血。

适应证：更年期综合征、经前期综合征，脏躁所致的心烦不安、不寐、心慌、胸闷、胁痛等症状。

方义：甘麦枣味汤功效补益心脾，宁心安神，主治脏阴不足，虚热躁扰所致脏躁。加入柴胡、白芍疏肝养血，柔肝止痛；酸枣仁、茯神、远志、合欢皮、五味子养心安神，疏肝解郁；佛手疏肝理气解郁；党参、灵芝健脾益气。诸药合用，共奏补心安神、舒肝养血之功，为心肝同治的典型方剂。

加减：若潮热明显加牡丹皮、地骨皮、白薇清虚热；心烦明显加栀子、淡豆豉、郁金清心解郁除烦；胸闷加瓜蒌皮、檀香宽胸理气散结。

## 十四、清带汤

组成：苍术、黄柏、薏苡仁各 30 g，牛膝 10 g，黄芪、炒白术、茯苓各 15 g，炒白扁豆 30 g，厚朴、麦冬各 10 g，红藤 30 g。

功效：清热化湿、调经止带。

适应证：湿热蕴结胞宫导致的盆腔炎性疾病、经间期出血、经期延长、带下病等。

方义：清带汤由四妙散化裁而来，四妙散清利下焦湿热，效专力宏。加入黄芪、炒白术、茯苓、炒白扁豆健脾益气，脾气健运，则湿气易化；厚朴行气化湿；红藤清热活血化湿；麦冬养阴生津，以防化湿太过伤及津液；诸药合用，共奏清热化湿、调经止带之功。

加减：带下量多，加芡实 10 g、山药 15 g，健脾渗湿止带；若经血非时而下，则加仙鹤草 15 g、地榆 15 g，益气凉血止血；若烦躁、口苦，则加茵陈 15 g、柴胡 10 g，疏肝清热化湿。

## 十五、调经汤

组成：丹参 30 g，川芎、红花、醋香附各 10 g，赤芍 12 g，甘草 6 g，芦根、蒲公英、白花蛇舌草各 30 g，红曲 6 g，生栀子 10 g，党参、茯苓各 15 g，麦冬 9 g。

功效：活血化瘀，清热除湿。

适应证：月经量少、月经后期、痛经、闭经证属湿热瘀阻证者。

方义：丹参、川芎、红花、赤芍、红曲活血化瘀，醋香附理气活血，甘草调和诸药，芦根清热生津，蒲公英、白花蛇舌草清热解毒，生栀子清热燥湿，党参、茯苓益气健脾，麦冬养阴生津。

加减：痛经加延胡索、乌药、白芷各 10 g，细辛 3 g；若月经后期加川牛膝、三棱、茺蔚子各 10 g；若乳胀，加八月札、皂角刺、佛手、玫瑰花、绿梅花各 10 g；若夜寐欠安，加合欢皮、炒酸枣仁、夜交藤各 10 g，远志 6 g；若腰酸，加黄柏、杜仲各 10 g；若尿频尿急，加白茅根、半枝莲各 15 g。

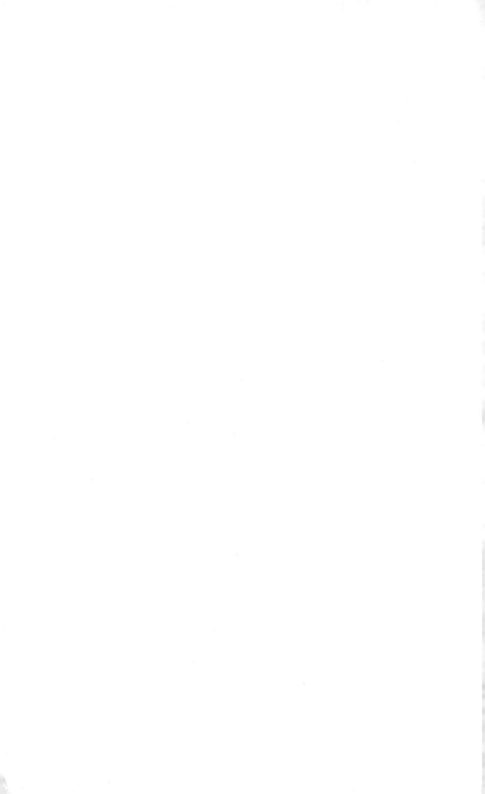